AF463763

TRAITÉ ÉLÉMENTAIRE

D'HYGIÈNE

A L'USAGE DE LA CAMPAGNE

Ouvrage qui a obtenu la Médaille d'or de la Société médicale d'Amiens en 1861

PAR A. MALAPERT

Docteur en médecine à Gamaches, Membre associé de la Société médicale d'Amiens

[illegible]VILLE

[illegible] RUE DE L'HOTEL-D[illegible]

—

[illegible]

8° Tc 11 30

L'hygiène est l'art de conserver, de développer et de perfectionner la santé. Elle n'a pas seulement pour objet l'homme bien portant; elle le suit dans ses maladies et dans sa convalescence; elle le dirige dans l'usage des nombreux agents que la Providence a mis à sa disposition et de ceux qu'il doit à son intelligence, pour la satisfaction de ses besoins; elle lui enseigne les moyens de gouverner ses passions.

L'hygiène est donc un art, une science de première nécessité pour tous.

Son domaine comprend la nature entière et toutes nos connaissances. Aussi les médecins ne sont-ils pas les seuls qui en fassent l'objet de leurs études. L'architecte et ses employés, les ouvriers des filatures, ceux qui nous habillent, ceux qui nous chaussent, ceux qui nous nourrissent, soit par leurs productions, soit par le négoce, ne font que de l'hygiène, en rendant la vie plus commode. — Dessécher une contrée, la rendre plus productive, inventer ou perfectionner une batteuse, une moissonneuse, une machine quelconque, évitant au travailleur une trop grande déperdition de ses forces, lui donnant une méthode plus avantageuse pour protéger les récoltes contre l'action des pluies prolongées, tel que l'usage des moyettes, c'est concourir au même résultat.

Le moraliste, le prêtre surtout, l'instituteur, qui développent nos facultés morales et intellectuelles, et luttent avec l'hygiéniste contre les violences et les conséquenses désastreuses de nos passions, que font-ils, si ce n'est de l'hygiène? Car le but de cette science n'est-il pas de rendre les hommes heureux ; et les rendre plus heureux n'est-ce pas le plus sûr moyen de les rendre meilleurs? Cela n'est pas douteux pour ceux qui sont convaincus que *la misère du peuple est la cause principale de nos maladies physiques et morales.*

TRAITÉ ÉLÉMENTAIRE

D'HYGIÈNE

A L'USAGE DE LA CAMPAGNE.

NOTIONS PRÉLIMINAIRES.

§ 1. — Deux classes de corps se partagent le domaine de la nature : les corps *bruts* ou *minéraux* et les corps *organisés* ou *vivants*. Ces derniers se divisent à leur tour en deux groupes : les *végétaux* et les *animaux*, d'où trois grandes divisions désignées sous les noms de : *règne minéral*, *règne végétal et règne animal*.

Le végétal vit essentiellement aux dépens des corps bruts, appelés aussi *inorganiques ;* il s'en approprie la substance inerte, et, par là, la vivifie ; transformation sans laquelle elle ne serait pas apte à servir d'aliment aux animaux.

L'air atmosphérique est, pour ainsi dire, le réservoir intarissable d'où partent et où arrivent la presque totalité des éléments que met en jeu la vie ; c'est le laboratoire immense où s'accomplissent les phénomènes mystérieux de la vie végétative et animale, à l'aide du groupement, des transformations et des migrations multiples et successives de divers agents répandus dans l'atmosphère. La vie n'est, en effet, que le résultat d'actions et de réactions entre les corps bruts et les corps vivants, une lutte *perpétuelle* avec les forces auxquelles obéissent les corps inanimés. Vous pourriez croire, après la mort, à un anéantissement complet : il n'y a que transformation de la matière : « *Tu sors de la poussière et tu retourneras en poussière,* » dit l'Écriture.

DE L'AIR ATMOSPHÉRIQUE.

§ 2. — On donne le nom d'*atmosphère* à la couche d'air qui enveloppe notre globe et est emportée avec lui dans l'espace.

L'air était regardé par les anciens comme l'un des quatre éléments ou corps *simples* qu'ils admettaient. La chimie moderne a fait voir qu'il est un mélange de deux gaz : l'*azote* et l'*oxygène* ou *air vital.* Il existe aussi dans l'atmosphère de la vapeur d'eau en quantité variable suivant la température, les saisons, les climats et la direction des vents, de l'acide carbonique (1), de l'ammoniaque, de l'iode ; ces deux dernières substances y sont en très-petites quantités. Enfin on y a récemment découvert l'ozone, modification de l'oxigène qui constitue un air vital plus actif que l'oxygène même.

§ 3. — Le gaz acide carbonique de l'air provient de la respiration des animaux, des combustions et de la décomposition ou putréfaction des substances organiques (*végétaux* et *animaux*). Il s'en produit à Paris, en vingt-quatre heures, approximativement, tant par la population et les animaux que par les combustions diverses, 2,944,641 mètres cubes. Malgré cette production permanente d'acide carbonique, gaz au moins impropre à l'entretien de la vie, s'il ne l'éteint pas, la composition de l'air ne paraît pas se modifier : ce qui provient de ce que dans l'acte de la végétation, les parties vertes des végétaux décomposent l'acide carbonique, sous l'influence de la lumière solaire, s'assimilent

(1) L'acide carbonique est composé d'oxygène et de carbone ou charbon pur.

son carbone pour en former le ligneux ou bois proprement dit, et restituent ainsi à l'atmosphère l'oxygène qui lui est constamment enlevé par la respiration des animaux et par la combustion (1) ; mais cette intervention des végétaux n'est pas aussi immédiatement nécessaire qu'on le suppose, puisque, dans le cas le plus exagéré, il ne s'écoulerait pas moins de 800,000 années avant que la masse de l'air eût été dépouillée d'oxygène par les animaux vivants à la surface de la terre (2).

§ 4. — L'atmosphère contient toujours une plus ou moins grande quantité de vapeurs aqueuses, les eaux qui sont à la surface de la terre, la neige et la glace elle-même en sont l'origine. Les végétaux fournissent aussi à l'air, lorsque la température s'élève, des masses considérables d'eau, que leurs racines pompent dans le sol et que leurs feuilles laissent évaporer.

Sous l'influence d'une atmosphère humide, les organes, dépourvus d'énergie, exécutent avec peine, avec lenteur, les fonctions qui leur sont confiées. Tous les tissus sont frappés d'une mollesse remarquable ; la sueur est abondante ; et c'est sans doute à cause de cette faiblesse générale que l'air paraît *lourd* dans ces circonstances, quoiqu'il soit réellement plus léger. L'action prolongée de cette constitution de l'atmosphère détermine le développement du tempérament lympathique. Bien que l'influence de l'humidité *chaude* soit essentiellement malfaisante et délétère, celle de l'humidité *froide* est plus pernicieuse encore.

§ 5. — Par l'acte de la respiration, les animaux enlèvent à l'air qui les entoure une certaine quantité d'oxygène, et cet oxygène qui disparaît est remplacé

(1) La respiration et la combustion décomposent l'air et s'emparent de son oxygène, il résulte de plus, de ces deux actes, un dégagement d'acide carbonique.

(2) L'oxygène est indispensable à la respiration, il est le seul gaz qui puisse entretenir la respiration, c'est-à-dire la vie.

par un gaz nouveau, l'acide carbonique qui, loin d'être comme le premier, propre à l'entretien de la vie, est au moins impropre à la respiration, s'il ne fait pas périr les animaux qui le respirent en quantité un peu considérable.

Nous avons vu (§ 3) que cette double altération de l'air n'avait pas toutes les conséquences fâcheuses qu'on aurait pu redouter, et que le déficit en oxygène était comblé par l'oxygène fourni par les végétaux; ajoutons que le mélange, la mobilité, le renouvellement des différentes couches de l'air contribuent aussi à détruire ces causes de viciation. Il n'en est pas de même à l'égard de l'air *confiné*, dont il sera parlé plus tard.

§ 6. — Il s'échappe du corps des animaux, avec les produits de la respiration, une quantité considérable de vapeur d'eau; cette exhalaison qui a reçu le nom de transpiration pulmonaire est même un des phénomènes les plus apparents de la respiration, lorsque, par l'action réfrigérante de l'air, cette vapeur se condense à la sortie du corps, et forme un nuage plus ou moins épais. Cette vapeur ou *haleine* tient en dissolution une matière animale putrescible. C'est ce qui justifie cette éloquente expression : « *l'haleine de l'homme est mortelle pour l'homme.* » De la vapeur d'eau contenant également une matière animale est encore exhalée dans l'air par la transpiration cutanée. Nous reviendrons sur ce sujet important de l'hygiène, lorsque nous nous occuperons plus spécialement de l'air des habitations, et surtout de l'air des chambres où sont des malades, ou des locaux où se trouvent réunis un plus ou moins grand nombre d'individus.

§ 7. — Les miasmes qui proviennent des animaux morts, ou des cadavres en putréfaction, sont plus dangereux encore, mais ils causent rarement, au milieu des champs, les maladies effrayantes que l'on observe dans des cas exceptionnels, comme dans les salles de dissection, à la suite des exhumations, après les grandes batailles, etc. C'est à l'action de ces émanations putrides que l'on attribue la peste. Constatons que si les bêtes de proie, dont on conteste trop souvent l'utilité, n'existaient pas, ne dévoraient pas les cadavres des animaux morts et ne diminuaient pas le nombre de ces cadavres en se nourrissant aussi des animaux faibles, malades et vieux, l'altération de l'atmosphère par les produits de la putréfaction de cet immense amas de matière animale serait telle que la terre ne serait pas habitable.

Il est positif que l'inhumation d'un corps dans une fosse, où il est recouvert de plusieurs pieds de terre, n'empêche pas les gaz engendrés par la décomposition du cadavre de pénétrer dans le sol, et de s'échapper dans l'air qui est au-dessus et dans l'eau qui est au-dessous.

Il se dégage souvent dans les cimetières des gaz qui s'enflamment à l'air et qu'on appelle *feux follets*. Ces gaz qui sont composés d'hydrogène et de phosphore proviennent des corps en putréfaction et notamment de la matière cérébrale qui contient beaucoup de phosphore.

§ 8. — La transmission des miasmes a lieu à des distances parfois considérables. Ce sont alors les courants d'air, les vents qui se chargent de les transporter ainsi.

§ 9. — Parmi les causes qui communiquent à l'air des qualités plus ou moins nuisibles à la santé, se présentent, en première ligne, à la campagne, les effluves marécageux. On sait que ces exhalaisons sont produites par la putréfaction des débris des plantes aquatiques qui meurent tous les ans. En France, la superficie du sol, recouverte d'étangs et de marécages, n'est pas moindre de 412,000 hectares; selon d'autres calculs elle s'élève même à 800,000 hectares, et la fréquence des maladies endémiques et épidémiques démontre en outre suffisamment les dangers des émanations qui se dégagent des marais.

Dans les lieux où se trouvent des eaux marécageuses,

l'été est fécond en dyssenteries, en diarrhées et en fièvres intermittentes de longue durée ; ces maladies, en se prolongeant, amènent des hydropisies et la mort. Les femmes sont sujettes aux *œdèmes*, à l'enflure de tout le corps....; les enfants sont d'abord gros et boursoufflés, puis ils maigrissent et deviennent chétifs. De là l'état misérable des habitants des contrées marécageuses, où le nombre des décès l'emporte sur celui des naissances.

Les marécages, nouvelle cause de misère, altèrent aussi profondément la santé des animaux.

§ 10. — C'est depuis le coucher du soleil jusqu'à son lever que les effluves marécageux ont le plus d'énergie, et c'est surtout en automne que leur action est à craindre. Ils ne s'élèvent guère dans nos climats qu'à une hauteur de quinze mètres, et des plantations, des mûrs élevés, sont, avec l'altitude de l'habitation, des obstacles très-efficaces à leur expansion. Les courants d'air, les vents les transportent à de grandes distances.

§ 11. — L'administration ou des particuliers riches peuvent seuls entreprendre efficacement les travaux d'assainissement et d'agriculture nécessaires pour combattre et détruire ces sources d'insalubrité : travaux, du reste, très-productifs.

Deux influences spéciales peuvent être rapprochées des influences paludéennes ; l'une est celle des *rizières*, et l'autre celle des *routoirs*.

§ 12. — Les *rizières*, qui doivent être couvertes d'eau une partie de l'année, produisent des effluves non moins fâcheux que ceux des marais proprement dits. On a essayé diverses fois d'introduire la culture du riz dans le midi de la France, dans les départements du Puy-de-Dôme et du Cantal, dans ceux des Pyrénées-Orientales et des Bouches-du-Rhône, dans les Landes, etc. Mais le plus souvent on y a renoncé à cause des exhalaisons malfaisantes qui s'élevaient des rizières. En Piémont, en Lombardie, où la culture du riz est très-développée, les fièvres intermittentes et malignes sont presque endémiques. Dans l'intérêt de la santé publique, on ne saurait donc encourager la formation des rizières; mieux vaudrait assainir les terres où elles sont établies en faisant écouler les eaux par le drainage et en les livrant à toute autre culture.

§ 13. — Les *routoirs*, c'est-à-dire les eaux dans lesquelles s'opère en grand le rouissage du lin et du chanvre, ceux à eaux stagnantes surtout, sont incontestablement des foyers d'infection et d'insalubrité pour les habitations voisines. Leur action détermine des effets analogues à ceux des effluves marécageux, quoique moins énergiques. Dans les départements où la culture du chanvre se fait sur une grande échelle, on constate une plus grande mortalité. Lorsqu'il fait chaud, on voit, dès le lendemain du jour où l'on a mis le chanvre à l'eau, des bulles s'élever à la surface de cette eau, ce n'est que de l'air ordinaire : mais au troisième jour, cet air est du gaz acide carbonique, et le cinquième de l'hydrogène sulfuré (gaz délétère au plus haut degré). Alors, l'eau se trouble, elle exhale une odeur fétide, et, si elle contient des poissons ou des insectes, ils périssent. En 1810, en Belgique, la mortalité du poisson fut si grande qu'une diminution de 30,000 francs fut accordée aux adjudicataires de la pêche aux environs de Gand. Et en 1859, le Préfet du Var, par suite de la grande mortalité du poisson dans les rivières de son département, défendit le rouissage du chanvre et du lin dans lesdites rivières et dût faire mettre des gardes pour empêcher les paysans de recueillir les poissons morts et de les manger.

§ 14. — Dans certaines localités, on creuse, pour le rouissage, à la portée d'un puits, une fosse dans laquelle on dispose le chanvre comme dans un routoir, on le recouvre de terre, on arrose le tout. On doit, dans ce cas, prendre les plus grandes précautions lorsqu'on enlève ce chanvre. Le gaz acide carbonique et l'hydrogène sulfuré qui se trouvent dans ces sortes de routoirs peuvent causer instantanément la mort des ouvriers.

C'est donc avec raison que l'on a placé les routoirs dans la première classe des établissements dangereux.

Divers procédés de rouissage, récemment inventés, permettent d'éviter tous ces inconvénients et ces dangers, et M. Bertin (Edmond), de Paris, vient de construire une machine qui a l'avantage de tailler le lin et le chanvre sans rouissage.

§ 15. — Des inondations trop fréquentes laissent, sur de vastes surfaces, une couche de vase où se trouvent enfouis des millions d'animaux et des milliards d'animalcules, ainsi qu'une grande quantité de plantes. Lorsque ces inondations surviennent pendant l'été, l'eau s'est à peine retirée que l'odeur infecte qui se dégage de cette masse en décomposition ne laisse aucun doute sur la présence d'émanations empoisonnées, d'où naissent trop souvent les épidémies qui suivent ces grands fléaux.

Pour supprimer cette cause puissante de maladies, les moyens suivants ont été proposés :

1° Fauchage immédiat des prairies ;

2° Dessication rapide et seulement suffisante pour pouvoir brûler tout ce qui a été coupé ;

3° Dispersion à la surface du sol d'une quantité suffisante de proto-sulfate de fer (couperose verte) pour arrêter toute putréfaction.

Vingt-cinq à trente kilogrammes de sulfate de fer, réduits en poudre et mêlés à une quantité convenable de terre ou de sable fin, suffiront pour un hectare, et non-seulement toute formation de miasme sera arrêtée, mais de plus on assurera à la récolte suivante une qualité et une abondance qui couvriront de beaucoup les frais que l'on aura faits.

4° Labourage immédiat et enfouissement des récoltes avariées, dans les champs cultivés.

§ 16. — Dans les féculeries, on reçoit habituellement les eaux de lavage de la pulpe dans de vastes bassins où on la laisse séjourner pendant plusieurs mois ; elles éprouvent une fermentation accompagnée d'exhalaisons fétides et malsaines pour le voisinage. Comme on s'est assuré, par des essais réitérés, qu'on peut répandre ces eaux, qui sont un bon engrais, directement sur les terres au fur et à mesure de leur production, il est facile de prévenir le développement de ces exhalaisons.

§ 17. — Il sera question des émanations fournies par le fumier, à propos des habitations, (§ 120).

§ 18. — L'air est pesant : il pèse 13 décigrammes par litre. C'est la pesanteur de l'air qui produit l'ascension du mercure dans le tube du baromètre, ainsi que les variations que subit la hauteur de la colonne mercurielle. L'homme supporte parfaitement les variations de la pression atmosphérique, comprises dans des limites assez étendues. Il vit aussi bien au sommet des montagnes d'une certaine élévation où la pesanteur de l'air est moindre que dans les vallées profondes, ou au sein des mines où l'air est rendu plus pesant par la compression des couches supérieures, sur les bords de la mer aussi bien que sur les plateaux élevés.

§ 19. — Lorsque la pression de l'air diminue tout à coup, ce qu'indique un brusque abaissement de la colonne barométrique, comme dans les temps d'orage, on éprouve des malaises, de la pesanteur, de l'abattement et la respiration devient difficile. Nous disons alors que l'air est lourd ; c'est le contraire qu'il faudrait dire.

§ 20. — Les vents sont des courants d'air qui se produisent lorsque ce fluide, plus dense et plus pressé dans un point de l'atmosphère, s'écoule vers une région où l'air est moins dense et moins comprimé. Les vents agissent sur l'homme de trois manières : mécaniquement, en favorisant l'évaporation des liquides qui se trouvent à la surface de son corps. Ils peuvent amener ainsi un brusque refroidissement, quand le corps est en sueur ou quand les vêtements sont mouillés. Dans certaines contrées, ils agissent par leur température ou bien par leur humidité. Les vents chauds n'ont pas, dans nos climats tempérés, de grands inconvénients. Il n'en est pas de même dans le midi. Le *simoun*, vent brûlant du désert, dessèche la peau, rend la soif ardente et la respiration difficile et accélérée. Des ophthalmies très-graves, l'asphyxie même en sont encore quelquefois les conséquences. Le *siroco* d'Italie a pu tuer des animaux en une demi-heure : quand il souffle, les habitants restent chez eux les portes et les fenêtres calfeutrées. — Les vents froids, qui viennent du Nord et qui ont traversé les mers septentrionales, peuvent être secs ou humides : secs, ils amènent par leur action sur les organes respiratoires et sur la peau des pneumonies (fluxions de poitrine) et des pleurésies ; humides, ils déterminent, outre ces deux maladies, des angines, des rhumes de cerveau, des grippes, des catarrhes, etc. Les personnes atteintes de catarrhes, d'asthmes, etc., voient presque toujours leur état s'aggraver sous l'influence d'un vent en même temps froid et humide. Les vents simplement humides, à température modérée, ont une influence fâcheuse sur la production des catarrhes. Ils peuvent aggraver les maladies de la poitrine. Ils déterminent des flux. Enfin, les vents peuvent transporter au loin des principes de maladies. La transmission des effluves marécageux est un fait incontesté.

§ 21. — Les vents, en renouvelant l'atmosphère, en dispersant les vapeurs, les miasmes qui s'élèvent de la surface de la terre, ont, en général, pour effet, de maintenir la pureté de l'air, et, dans les temps où l'atmosphère est chaude, ils tempèrent les effets de la chaleur. On sait combien est étouffant l'air chaud, lorsqu'il est calme en même temps.

DE LA CHALEUR.

§ 22. — On donne le nom de *calorique* à l'agent ou cause qui fait naître en nous la sensation de chaleur, qui fait fondre la glace, bouillir l'eau, rougir le fer, etc.

La chaleur dont il est surtout utile de s'occuper ici, en raison de son action continuelle sur l'homme et de son indispensable nécessité pour l'entretien de la vie, est celle qui émane du soleil.

Si la quantité de chaleur sensible augmente ou diminue, on dit que la *température* s'élève ou s'abaisse. On appelle *thermomètres* des instruments qui servent à mesurer les températures et à apprécier leurs variations.

La *conductibilité* est la propriété des corps de transmettre le calorique plus ou moins facilement dans toute leur masse. Tous les corps ne conduisent pas également le calorique. On appelle *bons conducteurs* ceux qui le transmettent facilement, tels sont surtout les métaux; et on donne le nom de *mauvais conducteurs* à ceux qui offrent une plus ou moins grande résistance à la propagation de la chaleur, tels sont le verre, le bois, la paille, la laine, la mousse, etc. Dans nos habitations, les carreaux, les briques nous paraissent plus froids qu'un plancher; c'est qu'ils conduisent mieux la chaleur. La sensation de chaleur ou du froid que nous ressentons au contact de certains corps est due à la conductibilité. Si leur température est moins élevée que la nôtre, ils nous paraissent plus froids qu'ils ne sont, à cause du calorique qu'ils nous enlèvent en vertu de leur conductibilité : c'est ce qui a lieu pour le marbre, le fer, etc. Si, au contraire, leur température est supérieure à celle de notre corps, ils nous semblent plus chauds qu'ils ne sont, par le calorique qu'ils nous cèdent: c'est le phénomène que nous présente une barre de fer exposée au soleil.

§ 23. — L'épiderme (couche inorganique qui enveloppe la peau) lorsqu'il est sec, conduit assez imparfaitement la chaleur; il n'en est plus de même lorsqu'il est humide : aussi la chaleur humide pénètre-t-elle plus facilement les organes que la chaleur sèche. Les cheveux sont de mauvais conducteurs de la chaleur, et constituent un vêtement chaud. Tous les jours on voit des personnes que la chute plus ou moins complète de leurs cheveux expose à des maux de tête, à des rhumes de cerveau, à des maux d'yeux, à des douleurs nerveuses. On sait qu'il n'est pas prudent de faire couper les cheveux des personnes délicates pendant les grands froids.

§ 24. — L'exposition à l'action des rayons solaires, surtout si cette exposition est prolongée, détermine presque toujours des accidents plus ou moins graves et qui peuvent devenir mortels. On a donné le nom d'*asphyxie par la chaleur* à l'état que l'on rencontre quelquefois chez les moissonneurs qui travaillent sous un soleil ardent : ces accidents seront exposés plus tard avec leur traitement.

§ 25. — Le *froid* n'est pas dû à une cause particulière : c'est une sensation produite par la diminution de la chaleur. Sous l'influence d'un froid modéré, la respiration est énergique, la digestion très-active; l'estomac supporte facilement des aliments copieux et très-nourrissants. Les fonctions internes, en un mot, prennent une grande activité, un grand développement. La santé générale des habitants des climats froids est meilleure et leur constitution plus robuste et plus solide que celle des individus qui habitent les climats chauds. Leur vie moyenne est plus longue. Nous verrons, en traitant de l'hygiène de la maladie, les effets d'un froid considérable.

DE LA LUMIÈRE.

§ 26. — La lumière est l'agent qui produit le phénomène de la vision. On connaît l'influence fâcheuse de l'action d'une vive lumière sur les yeux, elle peut aller jusqu'à produire la paralysie de la rétine, membrane qui est le principal siége de la vision. Les personnes soumises accidentellement à l'action prolongée de la lumière solaire sont exposées *aux coups de soleil*, peut-être la chaleur a-t-elle autant de part que la lumière à la production de ce phénomène.

La privation ou l'absence de la lumière détermine à la longue l'*étiolement*, c'est-à-dire l'appauvrissement du sang, la décoloration de tous les tissus, l'affaiblissement de l'organisme, des hydropisies, les scrofules, etc... mais l'action de la lumière se confond presque toujours avec celle de la chaleur.

DE L'ÉLECTRICITÉ.

§ 27. — Comme le calorique, comme la lumière, l'électricité est un agent dont l'essence est inconnue.

La *foudre* est la matière quelconque qui émane des nuages orageux, c'est-à-dire chargés d'électricité, et produit les effets destructeurs si connus de tout le monde. Son émission est accompagnée d'une lumière vive qu'on nomme l'*éclair* et d'un bruit presque toujours prolongé qui est le *tonnerre* proprement dit.

§ 28. — Pour savoir à quelle distance on se trouve d'un nuage orageux, il suffit de compter les battements du pouls au poignet : quatorze pulsations équivalent à une distance d'une lieue ou 4,444 mètres. Si le coup de tonnerre suit l'éclair de loin, le nuage orageux sera à une distance rassurante ; si, au contraire, il n'y avait pas entre les deux phénomènes une durée sensible, on courrait un véritable danger. Cet intervalle de plusieurs secondes entre l'éclair et la détonation provient de ce que le son parcourt environ 337 mètres par seconde, tandis que la lumière a une vitesse de 308,000 kilomètres environ dans le même temps. Il en résulte que le coup de tonnerre qui suit l'éclair est totalement inoffensif, quel que soit son fracas et quiconque a vu l'éclair a échappé, par cela même, au coup de foudre qui l'occasionne. Un homme foudroyé est frappé en même temps qu'il voit l'éclair, la fulmination peut même l'atteindre de telle sorte qu'il n'ait pas la perception du coup de tonnerre.

§ 29. — Est-ce un moyen de dissiper un orage que d'allumer de grands feux? Un recueil rédigé par des savants éminents cite, en faveur de l'affirmative, une expérience de trois années faite auprès de Césène, ville des États du Pape, où les habitants d'une commune, d'après le conseil de leur curé, placent de seize mètres en seize mètres des tas de paille ou de menu bois; quand un orage se déclare, on met le feu aux tas, et il paraît que, pendant trois ans déjà, cette commune, auparavant très-exposée aux coups de tonnerre, se trouve exempte des atteintes du météore.

§ 30. — Est-il utile, ou nuisible, au contraire, de sonner les cloches quand il tonne? D'abord on ne cite aucun fait qui tende à prouver que le son des cloches ait agi préservativement, comme cela résulterait, par exemple, de ce qu'un clocher aurait été épargné, tandis que d'autres, placés dans le voisinage et dans des circonstances identiques, sauf le branle des cloches, auraient été atteints par la foudre. Au contraire, on cite des exemples remarquables desquels on a conclu que le son des cloches avait un effet funeste, et, entre autres, le suivant: dans un orage qui ravagea la Bretagne, vingt-quatre clochers furent frappés de la foudre et ce furent précisément, dit-on, ceux-là où l'on sonnait les cloches, tandis que les églises voisines, où l'on ne sonnait pas, furent épargnées. Les faits de ce genre ne sont pas suffisamment concluants, et l'on doit se borner à dire que les preuves manquent pour ou contre l'influence utile du mouvement des cloches. Mais est-ce à dire qu'il soit indifférent de sonner ou non pendant un orage? Non, assurément. En supposant que la foudre tombe sur le clocher, elle se portera surtout sur les pièces métalliques les plus considérables, sur les cloches, par exemple, soit que cette cloche sonne ou non; or, par la corde de cette cloche, elle se portera naturellement sur le sonneur, qui sera frappé presque immanquablement. Si plusieurs personnes sont rassemblées sous ce clocher, elles seront toutes exposées au choc de la foudre. Trois hommes qui sonnaient une cloche et quatre enfants qui s'étaient réfugiés sous la tour furent tués du même coup. Or, si l'on considère d'ailleurs que les clochers sont, en général, les objets les plus saillants sur le sol et les plus voisins des nuages, qui présentent à leur sommet une croix métallique et sont, par cela, plus exposés au choc de la foudre que quelque objet que ce soit, on ne s'étonnera pas du nombre très-considérable de sonneurs qui ont été victimes du préjugé général et de leur imprudence. Un statisticien a compté, dans un tiers de siècle, à sa connaissance, 121 sonneurs tués par la foudre et le nombre des blessés était bien plus considérable. Les curés doivent donc user de toute leur influence pour empêcher les villageois de se livrer, lorsqu'il tonne, à ce dangereux exercice.

§ 31. — Les grands arbres, le chêne en première ligne, surtout lorsqu'ils sont isolés, partagent avec les clochers la fatale propriété d'être souvent frappés de la foudre. Un arbre isolé dans la campagne est plus exposé qu'un bois. Il y a le plus grand danger à se mettre à couvert sous cet arbre ; il n'y en a aucun ou presque aucun à se réfugier dans un bois, car il y a alors infiniment peu de chances pour que sur une foule d'arbres à peu près égaux, la foudre choisisse précisément celui qui sert d'abri. Lorsqu'on est surpris par l'orage dans la campagne, il ne faut donc pas se réfugier sous un arbre ; il faut même s'en tenir à quelque distance, et il semble qu'on se mettrait en sûreté autant que possible en se plaçant juste au milieu de l'intervalle qui sépare deux arbres.

§ 32. — Il n'est pas démontré que l'on s'expose à être foudroyé lorsqu'on court pendant un orage. On a vu, sans doute, des hommes frappés de la foudre pendant qu'ils couraient pour se soustraire à la pluie ; mais il est raisonnable d'admettre qu'ils eussent été également atteints s'ils fussent restés immobiles

§ 33. — Doit-on fermer les portes et les fenêtres quand il tonne? En vue des courants d'air qui pourraient s'établir par les ouvertures et par la cheminée, on conseille, à tout hasard, de les fermer.

§ 34. — L'accumulation d'hommes et d'animaux favorise l'action de la foudre là où cette accumulation a lieu. Les granges remplies de grains et de fourrages, les meules de foin et de paille agissent dans le même sens.

§ 35. — Pour préserver les bâtiments des effets de la foudre, il n'est qu'un moyen efficace : des paratonnerres.

Le *paragrêle* est un appareil qui consiste en une perche en bois de 12 à 13 mètres de haut, portant à son extrémité supérieure une pointe métallique aigüe, communiquant avec le sol par un conducteur en fil de fer ou de cuivre qui va se perdre dans le sol. Cet appareil, à l'aide duquel on espérait dissiper les nuages et mettre notamment les récoltes à l'abri de la grêle, s'est trouvé jusqu'à présent inefficace.

§ 36. — Pendant les temps orageux, on ressent un malaise, un état de pesanteur, de prostration, d'agitation qui rend toute occupation pénible.

§ 37. — Les agents naturels n'ont pas sur l'homme d'action isolée. Leurs effets se combinent et se modifient mutuellement. Ainsi l'air est calme ou agité en même temps que sec ou humide, froid ou chaud : sa pesanteur varie. La lumière et la chaleur solaires n'ont guère d'action distincte dans l'appréciation des effets produits par les temps orageux. Il faut tenir compte des modifications de pesanteur de l'air, de température, de vents, d'humidité, qui surviennent à l'instant de l'orage et qui l'accompagnent.

§ 36. — L'inconstance de l'air dont on se plaint si amèrement et si injustement, est, sans contredit, une chose utile et nécessaire. On ne pourrait pas vivre sous une même température : indépendamment de ce qu'elle nous priverait des moyens d'exister, nul doute qu'elle ne produisît de graves altérations de la constitution et de la santé. Les changements qui surviennent dans l'atmosphère sont donc indispensables, et c'est à se garantir de ce qu'il y a de trop brusque et de trop énergique dans les effets des vicissitudes atmosphériques que l'on doit surtout s'attacher particulièrement à la campagne.

HYGIÈNE DE L'ACCOUCHEMENT.

§ 39. — De ce que l'accouchement n'est pas une maladie, on n'est pas fondé à conclure que la femme en mal d'enfant n'a pas besoin de soins. Il s'en faut, en effet, que les accouchements les plus faciles et les plus prompts soient toujours les meilleurs, et Hippocrate avait déjà remarqué que l'enfantement sans douleur est ordinairement dangereux. Des écrivains peu en contact avec les faits, ont avancé encore qu'à la campagne l'accouchement n'est presque rien, et que, comme le port des animaux, il n'exige guère de secours : double assertion démentie tous les jours par l'observation. Les vaches, les truies, les juments sont même, en général, assez malades lorsqu'elles mettent bas leurs petits. Sans doute, des paysannes robustes ont pu impunément reprendre leurs occupations immédiatement après leur couche : mais elles ne s'en sont pas moins exposées aux plus grands dangers, et trop souvent la mort est la conséquence de cette conduite que l'on ne saurait trop blâmer. D'ailleurs, la femme n'est pas seule en jeu dans l'accouchement, et le petit être qui sort de son sein n'a pas moins besoin qu'elle de l'intervention d'un accoucheur ou d'une sage-femme.

§ 40. — A la campagne, les femmes en mal d'enfant se tiennent ordinairement dans un local assez vaste. On n'y a pas à craindre qu'une température trop élevée détermine les congestions cérébrales et d'autres accidents redoutés des accoucheurs des villes. C'est bien plus souvent contre l'action du froid qu'elles doivent se prémunir.

§ 41. — Les bonnes femmes sont persuadées que la marche et la promenade hâtent la délivrance : croyance qui n'est évidemment que le fait de l'impatience. C'est de la barbarie que d'imposer à cette patiente, déjà aux prises avec de vives douleurs et tant d'inquiétudes, ces nouvelles fatigues qui ne peuvent qu'affaiblir les forces en exposant à des dangers qu'il ne convient pas de détailler ici.

D'autres tombent dans un excès tout contraire et non moins impitoyable, garottent la pauvre femme sur son lit de douleur. Laissez-lui au moins la liberté de ses membres et la perspective du soulagement qu'elle espère se procurer en changeant de position.

§ 42. — Redoutez un entourage trop nombreux : les sottes amies y sont presque toujours en majorité, ne tarissant pas dans leurs récits de couches malheureuses ; et il y a peu de femmes en mal d'enfant qui ne craignent bien réellement la mort. Deux ou trois personnes bien choisies suffiront à tous les soins. Laissez un libre cours à des plaintes arrachées à des douleurs si dignes de compassion, et, quelque angoisse qui vous oppresse, quelque danger que vous pressentiez, faites bonne contenance. Vous ne saurez jamais assez quelle susceptibilité développent la grossesse et l'accouchement. Veillez donc, avec la plus grande attention, sur vos paroles, sur vos plus petits gestes, sur vos moindres regards.

§ 43. — Que le cou, la poitrine, le ventre et les jambes, s'il y a des varices, soient exempts de toute compression. Pas de vêtements trop serrés, qu'ils soient légers, ni trop chauds, ni trop froids.

§ 44. — Quand cessera-t-on, sous le prétexte de donner des forces, de ramener les douleurs, de prodiguer les fameuses rôties au vin, les énormes tasses de vin chaud, de vin à la cannelle et autres substances échauffantes, à des femmes robustes et lorsque la marche de l'accouchement est régulière? Une femme d'ouvrier fit appeler une sage-femme instruite et prudente. Les phénomènes se succèdent avec la plus parfaite régularité : rien ne put empêcher l'administration du vin chaud. Une hémorrhagie se déclare, de nouvelles doses de vin sont ingérées ; le sang coule plus fort, on redonne du vin pour s'opposer à la défaillance. L'accouchement se termine, mais une perte effrayante a lieu immédiatement.

L'état de plénitude, de surcharge, d'indigestion dans lequel on met ainsi l'estomac opprime les forces ; aussi voit-on souvent, après le vomissement qu'elles déterminent, les douleurs devenues plus rapprochées et plus énergiques.

§ 45. — Dans les accouchements naturels, donnez telle tisane ou limonade que la femme demandera : car son instinct, plus sûr que tous les raisonnements, ne vous désignera jamais que des rafraîchissants. Notez bien le fait suivant, c'est encore un accoucheur célèbre qui le rapporte : « Je fus appelé près d'une femme dont la mère avait eu treize enfants : jamais celle-ci n'avait omis de boire une bouteille de vin et de manger une ou deux côtelettes pendant ou immédatement après l'accouchement ; il fallut, malgré mes instances, que sa fille l'imitât ; mais la malheureuse paya de sa vie les imprudences de sa mère. »

§ 46. — Le grand acte de l'accouchement est heureusement terminé ; d'autres soins non moins importants doivent vous occuper.

Vous remplacerez le linge et les vêtements de l'accouchée par du linge et des vêtements convenablement chauds, surtout en hiver. La poitrine sera particulièrement tenue à l'abri du froid ; l'accouchée sera portée dans son lit : en y allant sans être au moins soutenue, elle s'exposerait à plusieurs dangers. Il est essentiel que vous lui évitiez l'action des courants d'air et que vous teniez les portes bien fermées. Les rideaux du lit doivent rester assez largement ouverts. Gardez-vous des couvertures trop chaudes : elles produiraient des sueurs abondantes, la fièvre miliaire, si fréquente et si grave autrefois, des hémorrhagies, des convulsions, etc. Que l'accouchée soit donc seulement couverte un peu plus que d'habitude ; qu'elle ait soin de ne pas mettre les bras à l'air dans les grands froids.

§ 47. — L'odeur infecte qui s'exhale de son lit indique assez l'insalubrité de l'air qu'elle y respire. La suppression de la sueur, que peut produire le refroidissement occasionné par la chemise et des draps mouillés, constitue un autre danger non moins réel. Vous braverez donc les préjugés et les usages dangereux, et au bout de vingt-quatre heures l'accouchée changera de linge et de lit, soit qu'on la porte sur un autre lit, soit qu'elle reste quelques instants sur un fauteuil. Quand la fièvre de lait sera passée, on la changera tous les jours.

§ 48. — Le sommeil étant le premier besoin qui se fait sentir après les fatigues et les souffrances, il y aurait une sorte de cruauté à ne pas permettre à la nouvelle accouchée de s'y livrer. On surveillera le pouls qui doit être régulier et assez fort, et d'ailleurs le médecin ou la sage-femme aura constaté qu'il n'y a aucun danger à la laisser dormir.

§ 49. — Ne commettez pas une faute trop fréquente encore dans les villages ; n'administrez pas de boissons échauffantes et spiritueuses à cette mère toute bouleversée encore par la fièvre du sang et par celle de l'aine. Elle a soif ; elle vous demande des rafraîchissants : que ses boissons soient donc légères, telles que des infusions de tilleul, de fleurs de mauve, de guimauve, d'orge-mondé, etc. ; elles seront tièdes s'il y a de la moiteur, fraîches et agréables dans le cas contraire, telles que les eaux de groseilles, de citron, etc.... en général, préférez les premières.

§ 50. — Si la mère ne doit pas allaiter, ces tisanes, ces limonades, aidées de quelque autre boisson légère (lait coupé, bouillon de veau) constitueront son régime pendant les deux ou trois premiers jours qui suivent l'accouchement. Si l'enfant est mis au sein, vous pourrez donner des bouillons un peu plus substantiels, des soupes maigres, car la fièvre de lait sera presque nulle. Vers le cinquième ou le sixième jour, permettez l'usage des pommes de terre cuites sous la cendre et additionnées de beurre et de sel, d'œufs, de poisson de mer, de viandes blanches, de bouillons et de potages plus nutritifs. L'accouchée reprendra ainsi peu à peu son régime de vie ordinaire; elle pourra boire du petit cidre, si elle ne peut se procurer du vin.

§ 51. — La *fièvre de lait* n'est pas une maladie exigeant un traitement actif; c'est une suite naturelle de l'accouchement: elle n'a besoin que d'être surveillée et dirigée dans sa marche. Elle s'établit, en effet, sans trouble chez les nourrices; et, quant aux mères qui n'allaitent pas, il suffit de les tenir chaudement, de couvrir les seins de coton ou de ouate, de cataplasmes émollients. Ces organes deviennent quelquefois trop tendus et douloureux: je vous recommande, dans ces cas, des onctions avec l'huile camphrée. Sachez que le sel duobus, cet antilaiteux si cher aux matrones, ne doit être administré qu'avec une extrême prudence; que la pervenche, qui passe aussi pour empêcher la montée du lait, fatigue l'estomac, accélère le pouls et doit être proscrite. La canne de Provence, le jus de carotte sont inoffensifs. Vous devez savoir aussi qu'il existe des cas de morts dûes à des purgatifs employés pendant la fièvre de lait. Vous trouverez de plus amples détails à l'article SEVRAGE.

§ 52. — Une femme en couche ne restera levée que le huitième ou le neuvième jour, encore ne fera-t-elle que quelques pas pour aller s'asseoir sur un fauteuil où elle restera une demi-heure le premier jour de sa levée et une heure le second. Le troisième, elle pourra faire une petite promenade dans la chambre et restera deux ou trois heures hors du lit. Les jours suivants, elle consultera ses forces et pourra sortir dans la cour ou le jardin ; et, quand elle se sera ainsi bien essayée, il lui sera permis de faire ses relevailles. L'oubli de ces préceptes peut être suivi d'accidents graves et d'infirmités.

§ 53. — Les accoucheurs sont unanimes pour signaler les dangers de la constipation à la suite des couches. Il est donc essentiel de la préveinr et de la combattre. Mais n'employez pas, à cet effet, les purgatifs qui (on ne saurait trop le répéter) peuvent être mortels. Bornez-vous aux lavements d'eau de son, de mauve, de guimauve, de graine de lin, rendus au besoin plus actifs par l'addition de miel simple, de miel de mercuriale, ou d'huile de ricin. Cette huile s'emploie à la dose de 15 à 20 grammes et doit être battue avec un jaune d'œuf avant d'être mêlée au lavement.

§ 54. — L'accouchée ne prendra aucune part au repas du baptême, car on a vu trop souvent les femmes qui avaient cédé aux instances des convives, être prises, à la fin de cette fête, de symptômes assez graves pour les conduire aux portes de la mort.

HYGIÈNE DE LA PREMIÈRE ENFANCE

(*De la naissance au sevrage*).

DE L'ALLAITEMENT.

§ 55. — La plupart des mères de la campagne réunissent les qualités que l'on exige des bonnes nourrices. Ces qualités ne sont autres, en effet, qu'une belle constitution, une bonne santé antérieure, des mamelles bien développées et surmontées de mamelons saillants. Il est indispensable encore qu'il n'y ait dans la famille aucune maladie héréditaire.

§ 56. — Exemptes des vapeurs, des maux de nerfs qui font le tourment des dames des villes, étrangères aux exigences et aux plaisirs du grand monde, livrées aux seuls soins du ménage et de la maternité, elles n'ont pas à craindre que leurs forces ne résistent pas aux fatigues et à l'épuisement d'un allaitement prolongé. Elles ignorent les passions violentes; mais comme la grossesse et la lactation exaltent quelquefois d'une manière surprenante l'impressionnabilité inhérente à la constitution de toutes les femmes, je les engage à bien méditer les faits suivants puisés parmi une foule d'autres à de bonnes sources.

Une nourrice assiste à une scène de violences: toute tremblante et hors d'elle-même, elle présente le sein à l'enfant qui le prend avec autant d'avidité qu'à l'ordinaire; mais dès le soir, agitation, efforts pour vomir, sommeil interrompu. Le lendemain il était pâle, ne têtait qu'avec répugnance, et au bout de quatre jours il s'éteignit.

Une mère de douze enfants, qu'elle avait nourris, allaitait un enfant bien portant âgé de six mois. Son fils aîné partit avec son père pour une pension éloignée; elle pleura beaucoup et cependant continua à donner le sein à son nourrisson. Le lendemain matin l'enfant fut pris de convulsions, et, malgré les soins de deux médecins, il périt dans la journée et il leur fut impossible d'attribuer sa mort à autre chose qu'au chagrin de sa mère.

Une jeune nourrice qui demeurait en face d'une maison incendiée sortit de chez elle, et, apercevant tout-à-coup la flamme qui menaçait sa propre habitation, tomba évanouïe. Au bout de quelques instants, les cris de son enfant, âgé de quatre mois, l'obligèrent à rentrer chez elle, et, sans avoir égard à l'état de faiblesse et de frayeur où elle était encore, elle lui présenta le sein qu'il prit comme à l'ordinaire; mais, dans la nuit, il fut agité et cria beaucoup. Malgré un traitement actif, il mourut au bout de quarante-huit heures dans les plus violentes convulsions.

Une dame allaitait son enfant, âgé de six mois, d'une belle constitution et d'une excellente santé, lorsque cet enfant fut pris tout-a-coup de convulsions qui l'emportèrent en quelques heures. Sa mère, d'un caractère irascible, lui avait donné le sein au sortir d'un furieux accès de colère : les convulsions survinrent deux heures après cet allaitement.

Une dame, âgée de trente ans, est d'un tempérament nerveux et irritable ; elle entre dans des accès de colère qui ne lui laissent même pas l'usage de la parole. Deux premiers enfants, forts et bien constitués, ont été allaités par elle et n'ont pas vécu au-delà de quatre mois. Cette femme se proposait de nourrir le troisième, dont elle venait d'accoucher, lorsque, la questionnant sur le genre de mort des premiers, son médecin apprit qu'ils avaient succombé à de fortes convulsions survenues après avoir pris le sein, au sortir des accès de colère auxquels elle était sujette. Ce troisième enfant fut confié à une nourrice et sa santé ne fut troublée que par quelques accidents nerveux, dûs sans doute aux fréquents accès de colère auxquels cette femme s'est livrée pendant sa grossesse.

§ 57. — La joie aussi, peut, de l'aliment par excellence du nouveau-né, faire un poison mortel. Une dame nourrissait un enfant de cinq mois : depuis longtemps elle n'avait reçu des nouvelles de son mari, officier au service du roi de Prusse. Un jour, pendant qu'elle donnait le sein à son enfant, elle reçut une lettre de son mari qui annonçait son prochain retour ; dans l'excès de sa joie, elle ne songea pas à son enfant toujours attaché à son sein et qui fut bientôt pris de convulsions et mourut.

Vous vous abstiendrez donc de donner à têter après une vive émotion de *quelque nature qu'elle soit*. Mais les violentes commotions de l'âme ne sont pas les seules qui produisent ces résultats désastreux et personne n'ignore la fâcheuse influence des passions tristes sur la constitution.

§ 58. — Vous voilà mère et, de plus, reconnue apte à

faire une bonne nourrice et tout entière à votre nouveau-né : quand lui donnerai-je le sein, demandez-vous? Dès que vous serez calme; et alors, asseyez-vous commodément sur votre lit, le dos et les épaules bien soutenus, la poitrine et les bras convenablement couverts. J'ai vu des enfants qui ne pouvaient pas aspirer le lait des mamelles, parce que la mère les leur présentait couchée, de manière que ces enfants, commençant à opérer la succion, leurs narines, appuyées sur le sein, venaient à se boucher et ils étaient obligés de quitter le mamelon pour respirer.

§ 59. — L'enfant ne tête pas : mettez un peu de miel ou de sirop de gomme autour du mamelon ; pressez doucement le sein pour faire couler quelques gouttes de lait dans cette petite bouche paresseuse ou inexpérimentée. Mais les mamelons sont courts, vous n'avez pas de bouts et le lait ne vient que lentement et en petite quantité : ne vous découragez pas ; si votre enfant est fort, il parviendra à faire saillir les mamelons et à les assouplir ; il excitera une sécrétion plus abondante de lait par la titillation que produira sa succion ; que si, au contraire, votre enfant est faible, il criera, il se dépitera, il s'épuisera en efforts inutiles ; vous ferez du mauvais lait en le voyant souffrir : renoncez à l'allaitement.

§ 60. — D'autres causes peuvent empêcher le nouneau-né de saisir le mamelon : tantôt c'est le filet de la langue qui s'avance trop près de la pointe ; tantôt (ce cas est infiniment plus rare) c'est l'adhérence des bords de la langue avec l'intérieur des gencives. L'intervention du médecin est alors nécessaire. Il est certains enfants qui, tenant la langue appliquée à la voûte du palais, placent le mamelon au-dessous d'elle : il faut alors, pendant quelques jours, la leur abaisser avec le manche d'une spathule, d'une cuillère à café, etc., au moment où on leur donne le sein.

§ 61. — Combien de fois par jour convient-il de donner

le sein? Voyez les jeunes animaux : ils cherchent et savent trouver les mamelons toutes les fois qu'ils s'éveillent. Laissez votre enfant faire comme eux, au moins pendant les quinze premiers jours. Après les premières semaines, s'il est bien portant, vous pourrez essayer de ne lui donner à têter qu'à des époques plus éloignées et à peu près fixes ; mais ne le faites qu'avec la plus grande attention, car cette méthode, commode pour vous, lui serait infailliblement nuisible s'il était faible. Il semble qu'il doit suffire de l'allaiter cinq ou six fois, de cinq heures du matin à cinq heures du soir, et deux fois pendant la nuit.

§ 62. — On rencontre des nourrices qui ont plus de lait que le nourrisson ne peut en digérer. Si vous êtes dans ce cas, vous en serez avertie par les vomissements fréquents et la diarrhée, dont la persistance annonce souvent, chez les très-jeunes enfants, le ramollissement de la membrane interne de l'estomac et des intestins. Avant de mettre l'enfant au sein, faites couler une certaine quantité de lait, car cette première partie est la moins nutritive. Au surplus, ce que l'on peut dire de plus positif sur la quantité de lait que doit consommer un enfant, c'est qu'il faut se régler sur l'état de cet enfant. Ce sera toujours par l'effet de l'allaitement sur lui que vous devrez vous guider. Survient-il des vomissements rebelles, des selles vertes répétées? diminuez ou cessez l'allaitement; donnez de l'eau d'orge, de gruau, de l'eau panée : cela suffira; sinon appelez votre médecin.

§ 63. — Vous pouvez être affligée de crevasses. Si un seul mamelon est attaqué, suspendez l'allaitement de ce côté seulement pour quelques jours, et les gerçures se cicatriseront promptement ; si elles existent des deux côtés, l'usage d'un mamelon, ou bout de sein artificiel, vous permettra de continuer à nourrir. Parmi les bouts de sein, ceux de caoutchouc vulcanisé sont surtout convenables. Le caoutchouc vulcanisé peut être falsifié par l'addition de craie, d'oxyde de zinc, de carbonate de plomb, de sulfure d'antimoine et même de soufre et de sulfure d'arsenic, et les biberons peuvent, par ces différentes altérations, devenir la source d'accidents graves. Les biberons en caoutchouc *pur* présentent une ou deux sutures visibles: ils sont minces, élastiques, demi-transparents, ils flottent à la surface de l'eau; ceux en caoutchouc falsifié présentent des caractères tout opposés.

On vante une foule de pommades contre les crevasses; n'en usez pas sans avis compétent, car plusieurs peuvent devenir dangereuses pour votre enfant, qui peut avaler quelque partie restée dans ces crevasses. Du reste, elles n'empêcheront pas la succion de déchirer les cicatrices.

Il est une précaution utile pour prévenir ces fâcheuses entraves à l'allaitement naturel, ou pour en empêcher le retour: ne laissez pas prendre à l'enfant l'habitude de mâchonner à chaque instant le mamelon.

§ 64. — A la suite de la fièvre de lait ou d'un coup d'air, les seins deviennent quelquefois bosselés, modérément douloureux, sans que la peau rougisse. Couvrez-les de coussins de coton ou de ouate et présentez-les souvent à l'enfant: il est très-probable que le gonflement disparaîtra. S'il en est autrement, graissez les seins trois ou quatre fois par jour avec gros comme un œuf de pigeon d'une pommade composée de quatre grammes de camphre et d'un jaune d'œuf. L'engorgement s'accompagne-t-il de douleurs, de battements, de chaleur, d'élancements? Vous êtes menacée d'un abcès. Les secours de la médecine vous sont immédiatement nécessaires.

§ 65. — L'enfant souffre lorsque la mère est malade pendant plusieurs jours. Si donc une indisposition que vous supposiez légère et éphémère devient sérieuse et cause de la fièvre, si l'enfant se plaint, suspendez vos fonctions de nourrice. — Mais c'est le nourrisson qui est malade. Deux cas peuvent se présenter: ou bien il n'en continue pas moins à têter : le lait sera alors le meilleur remède qu'on puisse lui donner ; ou bien la maladie s'aggrave, il ne prend le sein qu'avec la plus grande répugnance ; on trouve dans ses excréments, dans la matière de ses vomissements du lait caillé. Dans cet état de choses, votre enfant est bien malade : suspendez encore l'allaitement, que l'on peut, le plus souvent, reprendre au bout de quelques jours, car la période aigüe est courte dans les fièvres du premier âge, et le lait maternel sera le meilleur aliment pour votre convalescent.

§ 66. — Si, pendant cette suspension de l'allaitement, les seins deviennent trop tendus et sensibles, vous trouverez, au défaut d'un autre enfant, quelque femme qui aura le courage de tirer le lait devenu inutile et gênant, si vous ne pouvez le faire vous-même à l'aide d'une de ces pipes en verre que l'on trouve dans chaque bourg. Il faut procéder à cette opération avec les plus grands ménagements et sans jamais occasionner de douleurs. Les jeunes chiens s'acquittent aussi fort bien de cette besogne ; mais leur succion est douloureuse. De douces pressions devant le feu produisent encore, chez certaines nourrices, un dégorgement suffisant. Ayez l'attention de ne tirer que juste la quantité de lait qui rend ce gonflement douloureux.

§ 67. — L'époque du *sevrage* ne peut être fixée d'une manière invariable. Votre santé n'a-t-elle pas notablement souffert ? Votre enfant est-il d'une faible constitution ? Continuez l'allaitement jusqu'à ce qu'il ait atteint l'âge de dix à douze mois. Si l'éruption des premières dents s'est opérée avec quelques difficultés, vous allaiterez jusqu'au moment où les mâchoires seront garnies de vingt dents de lait, parce que les enfants qui souffrent de la dentition refusent ordinairement toute nourriture et qu'il ne reste alors que le sein.

§ 68. — Vous éprouvez des maux d'estomac, des douleurs dans le dos, une toux sèche, l'appétit diminue ainsi que les forces. Quel que soit le temps écoulé depuis l'accouchement, renoncez bien vite à allaiter plus longtemps. Votre lait n'est plus qu'une nourriture insuffisante, sinon de mauvaise qualité, et votre obstination pourrait vous conduire à cet état de consomption que les anciens accoucheurs appelaient *phthysie laiteuse*, phthysie des nourrices.

§ 69. — Votre nourrisson n'a que trois ou six mois, il n'est pas robuste : faites en sorte de lui procurer une nourrice ; si vous ne le pouvez pas, vous l'éléverez au biberon ou au petit pot, méthode qui n'a plus d'inconvénients lorsque l'enfant a de huit à dix mois. A cet âge, au reste, il peut être sevré sans danger.

§ 70. — Vous ne procéderez au sevrage que graduellement, dans l'espace d'un mois à peu près, et vous aurez besoin alors de vous soumettre aux soins qui suivent. Si votre lait est abondant, vous abriterez les seins du contact de l'air ; vous vous tiendrez pendant quelques jours à un régime assez sévère et composé de substances peu nourrissantes ; vous resterez au repos et vous essaierez de provoquer une douce transpiration : une tisane légère, telle que celle de chiendent, contenant un peu de sel de nitre, vous sera également utile ; et lorsque vous cesserez tout à fait de nourrir, vous prendrez un léger purgatif (*huile de ricin ou eau de sedlitz*).

§ 71.—A la suite de la cessation de l'allaitement, dans le cas de crevasses rebelles, par exemple, la distension des seins fait, en général, beaucoup souffrir. Concurremment avec les moyens que je viens d'indiquer, prenez chaque jour, pour y remédier et pendant cinq ou six jours, quarante centigrammes d'iodure de potassium dans deux verrées environ d'une tisane quelconque.

Tels sont les vrais antilaiteux et gardez-vous de tous ceux vantés par l'ignorance ou le charlatanisme. Les uns ne sont qu'inertes, mais d'autres ne sont pas sans dangers, et de ce nombre sont les applications astringentes énergiques sur les seins que vous ne devez jamais employer.

§ 72. — Le choix d'une nourrice est de la plus grande importance; mais s'il fallait exiger que les femmes qui se chargent de cette fonction réunissent toutes les qualités exigées par les auteurs comme nécessaires, ce mode d'allaitement serait généralement impossible. Heureusement que la pratique est moins sévère que la théorie.

Dans les pays où les femmes sont *blondes*, ce qui arrive en Angleterre et dans plusieurs parties de la France, les enfants n'en sont pas moins beaux et forts. J'ai vu plus d'une fois, dit un professeur d'accouchement, des parents forcés de prendre des nourrices dont les cheveux étaient très-roux, et ces nourrices avaient de magnifiques nourrissons. L'absence et la carie des dents sont très-communes en Normandie et en Picardie où elles s'observent avec la plus belle santé. Les cheveux bruns et les dents blanches ne sont donc pas d'absolue nécessité. Quant au volume des seins, retenez bien ceci : dans l'intervalle des repas du nourrisson, ils doivent se développer, se remplir, se gonfler ; c'est là un des bons caractères d'une bonne nourrice. Enfin, si j'avais un choix à faire entre une femme qui serait à son premier allaitement (condition préférée chez les théoriciens) et dont le lait serait proclamé d'excellente qualité par la chimie et le microscope, et une femme qui aurait déjà eu de beaux nourrissons, je m'en rapporterais aux preuves vivantes, et je vous recommanderais la nourrice aux enfants forts.

§ 73. — Faites tous vos efforts pour avoir la nourrice chez vous, car les femmes qui prennent des nourrissons sont, en général, peu aisées, le font par spéculation et se livrent à d'autres occupations. Assurez-vous bien de la salubrité de la maison et du pays de celle que vous aurez choisie, si vous ne pouvez l'avoir chez vous, et Dieu veuille, pour votre enfant, qu'il se trouve dans une famille où règnent l'aisance et la moralité! Que de petits malheureux, abandonnés tout le jour dans leurs berceaux humides et infects, dépérissent ou contractent, en nourrice, une constitution pour toujours maladive!

§ 74. — Les enfants qui sont soumis à *l'allaitement artificiel*, si ce mode d'alimentation est bien dirigé, sont tout aussi beaux que ceux qui prennent le sein. Cette méthode a été discréditée par les médecins des villes; mais dans les villes, quelle que soit l'alimentation des nouveau-nés, leur mortalité est très-considérable. Toutefois, et bien que sous l'influence de ce régime, beaucoup d'enfants faibles deviennent robustes, l'allaitement naturel leur convient mieux. On rencontre des enfants qui, dans leurs maladies refusent tout ce qu'on leur présente: force est alors de leur procurer une nourrice.

§ 75. — Des praticiens recommandables préfèrent la cuiller au biberon, qui nécessite des efforts et altère le lait. On peut objecter qu'il ne fatigue que les enfants faibles et que l'on peut prévenir l'altération du lait par des soins de propreté: je penche pourtant vers l'usage de la cuiller.

§ 76. — Pendant les deux ou trois premiers jours qui suivent la naissance, l'eau d'orge miellée suffit pour toute nourriture. Vous la rendrez ensuite plus nutritive par l'addition d'un cinquième ou d'un quart de lait. Ne faites jamais chauffer le lait: ajoutez-le à la tisane suffisamment chaude et au moment du repas. Vous pouvez aussi employer la décoction du gruau, et il n'est peut-être pas inutile que vous sachiez que c'est à l'usage du gruau d'avoine que l'on attribue la beauté des enfants de l'Écosse et de l'Angleterre qui font de cette farine la partie principale de leur nourriture. L'eau panée est aussi très-convenable.

Ne craignez pas de substituer le sucre au miel, car le sucre est un excellent condiment et nourrit fort bien.

Ce sera un grand avantage pour votre jeune enfant si

vous pouvez lui procurer le lait du milieu de la traite. Il est incontestablement plus nourrissant que le lait du commencement et que celui de la fin de cette opération. Vous en augmenterez la quantité graduellement, de manière à le donner coupé par moitié vers la fin du premier mois et pur à la fin du troisième.

§ 77. — A quelle époque convient-il de donner, conjointement avec le lait, une nourriture plus substantielle? On ne peut établir de règle précise à ce sujet; mais il ne faut pas le faire tant que le lait suffit, ce qu'attestent l'embonpoint et l'accroissement de l'enfant. C'est ordinairement vers le huitième et le neuvième mois que cette modification du régime doit avoir lieu.

Vous emploierez, comme alimentation complémentaire, des soupes faites avec du pain et du beurre, ou avec du pain et du lait. Comme condiment, préférez le sel au sucre. L'arrow-root, le tapioca et quelques autres fécules, sont aussi de bons aliments pour les enfants; mais ils sont d'un prix élevé et ne valent pas mieux que les panades. L'addition d'œufs frais à cette nourriture est approuvée par l'hygiène. Les bouillons gras, le chocolat ne conviennent pas aux enfants de cet âge.

Une mention spéciale est due à l'antique *bouillie*. Bien qu'elle tende à disparaître, j'ai pu voir encore, malgré mes conseils, la routine gorger de cette pâte épaisse et plusieurs fois réchauffée des nouveau-nés, dont la plupart ne tardaient pas à succomber. Sans doute, ces petits malheureux, l'estomac accablé sous ce poids, ne crient plus; mais ce que l'on prend pour le bien-être que procure une bonne digestion, n'est en réalité que l'engourdissement d'une digestion pénible. Est-ce à dire que la bouillie doit être proscrite? Non, mais elle doit être bien délayée et préparée à chaque repas, et l'on n'en commencera l'usage qu'à cinq ou six mois.

§ 78. — Bien que le lait soit l'aliment qui convient le mieux à l'enfant, il n'est pas tout à fait exempt d'inconvénients, et, parmi ces inconvénients, il faut surtout noter la diarrhée. Pour faciliter alors la digestion du lait, ajoutez à ce liquide quatre grammes de bi-carbonate de soude par jour, donnés en plusieurs fois, ou mieux encore une cuillerée à bouche d'eau de chaux administrée de la même façon. Le sel a la même action sur la digestibilité du lait.

§ 79. — Votre constitution peu robuste, vos seins peu développés ou peu féconds dans une couche précédente, font craindre que l'enfant ne trouve pas dans votre lait un aliment suffisant pour le temps de l'allaitement ordinaire. Peut-être votre médecin vous permettra-t-il, pour quelques mois, *l'allaitement mixte*. Il est indispensable qu'il surveille l'influence que ce régime exercera sur votre santé et sur celle de votre nourrisson. Il ne doit être accepté que dans de très-rares exceptions, et l'alimentation par le sein doit être prédominante.

§ 80. — Je termine ce chapitre, déjà peut-être trop long, par deux remarques de la plus grande importance : 1° pendant la première année de la vie, une alimentation mal réglée, l'insuffisance du lait et son remplacement par du bouillon ou de la viande, peuvent amener le rachitisme, la nouûre, les scrofules. Ce qu'on ne sait pas assez, c'est que les maladies de cet âge dépendent presque toutes de lésions de l'appareil digestif, lésions déterminées toujours par l'inintelligence, le défaut, l'excès ou la mauvaise qualité de l'alimentation ; 2° un mode d'allaitement étant pratiqué, il ne faut le changer qu'avec beaucoup de prudence.

DES VÊTEMENTS ET DES SOINS DE PROPRETÉ.

§ 81. — La chaleur des animaux nouveau-nés est moins élevée que celle des adultes, et, d'après la statistique, un quart des décès dans le jeune âge est dû à l'action du froid. Il est donc nécessaire de couvrir d'une manière convenablement chaude l'enfant qui vient de naître. Un serre-tête de laine, recouvert d'un serre-tête de toile, des langes et même une chemise aussi de laine, sont pour lui les meilleurs vêtements, ce sont les plus souples, les plus moelleux : c'est plus cher, il est vrai, et plus difficile à laver que la toile, mais infiniment préférable. Ces vêtements seront amples : plus de ces maillots étroits qui emprisonnent les membres dans une extension continuelle, gênent la poitrine et le ventre et s'opposent ainsi au développement de l'enfant. Il faut se garder avec soin de comprimer la tête des enfants ; il peut résulter de cette compression des accidents fâcheux, tels que la déformation du crâne et des oreilles, des suppurations, l'engorgement des glandes du cou et des maladies de cerveau, l'imbécillité, l'épilepsie.

Les langes seront fréquemment renouvelés. Ils seront attachés avec des rubans et jamais avec des épingles, dont les piqûres méconnues peuvent occasionner des convulsions.

§ 82. — La crasse de la tête sera enlevée à l'aide de lotions faites avec du savon mou délayé dans de l'huile d'amandes douces. Un enfant doit être baigné le plus souvent possible et lavé tous les jours : on lui évitera ainsi toute espèce d'éruption et de mal dans la tête, etc.

DU BERCEAU.

§ 83. — Si ce n'est dans les grands froids, évitez les rideaux ou ne les fermez pas tout à fait ; ne couvrez pas non plus la figure d'un mouchoir épais ; vous forceriez ainsi l'enfant à respirer le même air, et la viciation de l'air est la cause principale des scrofules. Est-il besoin de dire combien est nécessaire la plus grande propreté des différents objets de literie ?

Laissez le moins que vous pourrez l'enfant dans son berceau quand il est éveillé ; placez toujours ce berceau de manière que l'enfant soit en face de la lumière, car il la cherche toujours, et, si pour la trouver, il est obligé de détourner les yeux, il les fixe avec effort dans cette direction vicieuse qui devient bientôt habituelle. Cette habitude est une des causes fréquentes du strabisme. Il faut prendre la même précaution pour tous les objets qui peuvent amuser l'enfant.

§ 84. — Le *berçage* ne mérite pas les reproches qu'on lui a adressés. Un balancement doux et régulier, accompagné de quelque chanson simple et monotone, dispose au sommeil. Mais si l'enfant ne s'endort pas, n'insistez pas par des secousses violentes et prolongées et craignez qu'il ne soit souffrant.

§ 85. — Ne prenez jamais l'enfant dans votre lit. Trop d'exemples prouvent que la mère la plus attentive peut finir par céder à la fatigue et au sommeil, et trouver à son réveil son enfant asphyxié sous les couvertures.

DES EXERCICES.

§ 86. — Voyez comme les petits animaux se livrent à de continuels ébats, interrompus seulement par le besoin de la nourriture et du sommeil ; comme leur mère les provoque ; comme ils sont déjà agiles et forts. Comme eux, dès sa naissance, l'enfant a besoin de mouvement : promenez-le en l'agitant doucement. Ces mouvements faciliteront sa digestion et développeront son système musculaire. Que souvent, sur vos genoux, libre de toute gêne, il se délasse de son immobilité et se fortifie par une longue et vigoureuse gymnastique. Que votre main, bien chaude, promène sur tout son corps, par des frictions et un léger massage, un bien-être et un contentement dont ses sourires vous diront tout le prix.

§ 87. — Une alimentation saine, des vêtements chauds et tous les autres soins que lui prodiguera votre intelligente tendresse, doivent être secondés par l'usage du grand air, *cet aliment de la vie*, selon l'expression des anciens. Que le jeune être ne s'étiole pas sous votre toit, comme les plantes que vous voyez languir à l'ombre sans jamais parvenir à une belle maturité.

§ 88. — L'usage de faire marcher les enfants dans des *charriots roulants* est général à la campagne. Ces charriots, ainsi que les *lisières*, compriment la poitrine, diminuent sa capacité d'arrière en avant, la déforment en un mot. Méditez bien aussi ces lignes : « On veut faire marcher les enfants de bonne heure, avant que les os aient acquis la consistance nécessaire pour supporter le poids du corps : les membres inférieurs se courbent en dedans... la colonne vertébrale ploie ordinairement la première ; après elle, ce sont les os des membres. » Que l'enfant s'essaie donc en se livrant à toutes sortes de mouvements sur un matelas, une paillasse, une étoffe ou toile quelconque, ou même sur l'herbe, et quelque beau jour il se trouvera tout surpris d'être debout. Vous n'aurez plus alors qu'à lui prêter l'appui moral du coin de votre tablier, du bout de votre doigt et à le suivre partout où l'entraînera son insatiable désir de toucher et d'avoir. Il veut se faire porter : ne l'obligez pas à marcher trop longtemps.

Si vous le teniez toujours sur le même bras, vous vous exposeriez à lui faire rentrer un genou, tandis que le pied et la jambe seraient rejettés en dehors : il serait bancal, cagneux.

Ne le soulevez pas par la main ou le poignet, pour lui faire sauter un mauvais pas : cette imprudence est la cause assez fréquente de la luxation de l'un des os de l'avant-bras.

Il est indispensable de protéger la tête des enfants contre les coups et les chûtes. Les bourrelets élastiques et légers remplissent parfaitement ce but.

§ 89. — Il serait oiseux d'exposer longuement l'utilité, la nécessité de la vaccine. Ses bienfaits sont mis en évidence par les dangers qui menacent et qui frappent trop souvent les malheureux qui n'ont pas été soumis à l'action du vaccin : dangers qui ne sont rien moins que la cécité, la surdité, la mort et toujours la difformité des traits.

HYGIÈNE DE LA SECONDE ENFANCE.

(*Du sevrage jusqu'à* 12 *ou* 15 *ans.*)

DE L'ALIMENTATION.

§ 90. — Le régime sera par degrés rendu plus nourrissant. Les repas, quoique nombreux, le seront de moins en moins et devront être pris de quatre heures en quatre heures et puis de cinq en cinq : ils seront plus abondants; mais dans les premières années de cette période de l'enfance, ils seront constitués par un seul aliment. Ils seront pris aux mêmes heures. L'alimentation se composera de lait, de bouillons, de soupes, d'œufs frais, de poisson de mer, de tartines de confitures et de beurre. De temps en temps, on permettra aux enfants de sucer un peu de viande, de manger du pain trempé dans les sauces : on arrivera ainsi à leur donner des viandes blanches, par petits morceaux et avec du pain. La quantité de viande augmentera avec les années. Il faut éviter les légumes dans leur régime, si ce n'est la pomme de terre.

L'usage habituel des fruits qui n'ont pas atteint leur complète maturité occasionne fréquemment la diarrhée, la dyssenterie, le développement des vers. Pas d'aliments trop vinaigrés ou rendus trop échauffants par les ognons, le poivre, la moutarde ; n'épargnez pas le sel, car il est nécessaire à l'entretien de la vie. La salade, les radis, les raves et autres crudités doivent être exclus de l'alimentation pendant les premières années. Les enfants doivent manger lentement.

§ 91. — Leur boisson sera celle du pays, mais elle sera légère. L'usage trop répété du sucre peut avoir une fâcheuse influence sur la santé des enfants ; il peut fatiguer et irriter l'estomac et les intestins ; mais, par son mélange avec certains aliments, il en facilite la digestion. Le miel est plus facile à digérer, surtout lorsqu'il n'est pas parfaitement pur et qu'il contient un peu de cire.

§ 92. — Le régime doit varier suivant les tempéraments : 1° Les cheveux sont-ils blonds, fins, les yeux bleus, la peau fine, blanche, les chairs molles, le nez, les oreilles d'un volume exagéré, les dents altérées? L'enfant est lymphatique : il doit manger plus de viandes, ses aliments seront aussi salés que possible, sa boisson sera le vin ou la bière ; 2° il est de complexion maigre et sèche, sa figure est pâle, mobile, expressive, ses yeux sont vifs, ses mouvements brusques et saccadés, ses impressions vives : son tempérament est nerveux : le régime fortifiant lui convient aussi, mais il faut se défier des excitants ; 3° si la face est colorée, l'embonpoint modéré, le cou court, le pouls fort, etc. : les aliments seront moins nourrissants, moins abondants, la boisson sera légère, car vous avez à diriger un tempérament sanguin.

§ 93. — Les bonbons doivent souvent leur coloration à des matières vénéneuses et prohibées par la loi, et la plupart des parents ne se doutent guère qu'ils peuvent empoisonner leurs enfants en ne croyant que les flatter.

§ 94. — La sollicitude des familles doit être appelée aussi sur une cause d'empoisonnement assez fréquente à la campagne, l'empoisonnement par les fruits de la belladone. Cette plante croît près des lieux habités, le long des murs, dans les décombres, dans les bois ; elle est très-commune dans les environs de Paris ; elle atteint plus d'un mètre de hauteur et forme de forts buissons d'un aspect triste et suspect. Ses tiges, quand on les froisse, répandent une odeur vireuse et nauséabonde ; elle fleurit en juin, juillet et août ; ses fleurs sont assez grandes, solitaires, en forme de cloche, pendantes, d'un rouge terne. Son fruit est une baie arrondie, de la grosseur d'une cerise, d'abord verte, puis rouge et enfin presque noire. Ce fruit est un poison violent, d'autant plus pernicieux que sa ressemblance avec des cerises engage souvent à en manger, et que sa saveur, d'abord douceâtre, n'avertit pas assez tôt du danger. On remédie aux accidents causés par cet empoisonnement en faisant vomir sur le champ le malade, et en administrant ensuite des boissons acidulées.

§ 95. — La poupée elle-même peut devenir une cause d'empoisonnement. Le fait suivant est bien propre à éveiller l'attention des jeunes mères et celle de l'autorité sur l'emploi des substances vénéneuses dans la fabrication des jouets d'enfant. Le 21 juin 1859, une petite fille de six mois fut présentée à un pharmacien. Depuis deux heures cette enfant jettait des cris déchirants et se tordait dans d'atroces douleurs. Le pharmacien voyant sur les lèvres une couche de matière blanchâtre, fit quelques questions sur l'origine de cette matière et rechercha quelle en était la composition : c'était de la céruse (carbonate de plomb) provenant d'une poupée que tenait l'enfant, et qui, conjointement avec un peu de rouge (minium ou oxyde de plomb), simulait la teinte de l'épiderme. La certitude de l'empoisonnement ainsi acquise, le pharmacien administra les antidotes appropriés et l'enfant se rétablit.

§ 96. — Un journal rapporte cet autre fait bon aussi à connaître. Un enfant de trois ans vient de succomber, après soixante-quinze jours de maladie, à un empoisonnement survenu dans les circonstances suivantes : on avait mis entre ses mains un bateau chinois ; l'enfant l'avait plusieurs fois porté à sa bouche. Au bout de vingt-quatre heures éclatèrent des symptômes d'empoisonnement, dont les conséquences n'ont pu être arrêtées malgré des soins prodigués pendant deux mois et demi. Un chimiste a trouvé, dans les couleurs, de l'arsenic et du vert-de-gris (hydro-carbonate de cuivre).

DU SOMMEIL.

§ 97. — Les enfants éprouvent le besoin impérieux du sommeil : ils doivent s'y livrer toutes les fois que le besoin s'en fait sentir ; car la privation du sommeil peut avoir pour effet des lésions graves du côté du cerveau. Surtout ils ne doivent pas dormir la tête cachée sous les couvertures, cette habitude étant une cause puissante de scrofules. C'est une habitude non moins blâmable et qui a les mêmes inconvénients que celle de faire coucher les enfants avec les grandes personnes. Qu'ils se lèvent aussitôt qu'ils sont éveillés.

DES VÊTEMENTS.

§ 98. — Les vêtements des enfants seront en laine, chauds, assez souples et assez amples pour ne pas gêner les mouvements. Ils doivent être très-propres et très-secs. La coiffure sera légère : ce sera un chapeau de paille, une casquette. Il est une méthode préférable, à moins d'indications particulières, c'est d'accoutumer les enfants à rester la tête découverte. Pour la nuit, un serre-tête en toile, attaché sous le menton, est ce qu'il y a de mieux et la plupart du temps les enfants n'en ont même pas besoin. La chemise sera renouvelée le plus souvent possible : celle en coton est tout aussi saine que celles en fil de lin ou de chanvre. Les bas seront en laine, bien chauds et bien secs ; vous les remplacerez souvent, car ils n'ont pas seulement pour usage de protéger les pieds contre l'action du froid, mais encore de s'imbiber de la transpiration. Dans les temps humides et froids, ajoutez aux bas des chaussons et des sabots ou des galoches. Dans ces conditions atmosphériques, vous ferez bien de faire porter des caleçons aux petites filles, c'est un excellent moyen pour éviter beaucoup d'accidents aux approches de la puberté.

§ 99. — Les enfants nés de parents scrofuleux ou poitrinaires et ceux qui ont un tempérament lymphatique, ont surtout besoin de vêtements propres à les préserver du froid et de l'humidité : les gilets, les camisoles, les caleçons de flanelle, les bas de laine atteignent parfaitement ce but.

DES SOINS DE PROPRETÉ.

§ 100. — Les cheveux seront coupés souvent et maintenus courts, car une longue chevelure est une cause d'affaiblissement. Ceci s'applique surtout aux jeunes filles. La tête sera bien brossée; on ne laissera pas s'y former de crasse, ni de croûtes, ou, s'il en survient, on les fera tomber avec un mélange de savon noir et d'huile d'amandes douces, ou de cataplasmes émollients si elles sont trop épaisses.

§ 101. — L'ignorance seule peut soutenir que la vermine est salutaire et que c'est la santé des enfants, elle produit des démangeaisons insupportables, des excoriations, des ulcérations de la peau, l'engorgement des glandes du cou, la perte du sommeil, de l'appétit, et consécutivement une altération profonde de la constitution. Il faut donc détruire les poux et rien n'est plus simple : peignez, brossez exactement les cheveux, raccourcissez-les tous les quatre ou cinq jours et recouvrez la tête d'autant plus chaudement qu'ils seront plus courts. Ces soins faciles suffiront le plus souvent. Dans le cas où ils ne réussiraient pas complètement, étendez sur la tête un peu d'huile ou de saindoux, ou lavez-la avec de l'eau de savon. Ne vous servez pas d'onguent gris (onguent mercuriel), de poudre de sublimé (préparation de mercure encore plus active), ni de cocque du levant. Ces substances peuvent passer dans le sang et déterminer des accidents redoutables. Elles peuvent encore supprimer brusquement la vermine, et tels sont les dangers de cette brusque suppression que la mort peut s'en suivre.

§ 102.—Les bains, les ablutions, sont très-utiles dans la seconde enfance.

HYGIÈNE DE LA MALADIE ET DE LA CONVALESCENCE.

§ 103. — On ne saurait trop combattre ce préjugé général à la campagne, que les médecins connaissent peu les maladies des enfants, et par conséquent les traitements que réclament ces maladies. Il en résulte que l'homme de l'art n'est le plus souvent appelé que fort tard et après que l'on a prodigué les vomitifs, les purgatifs, les remèdes à vers, etc. Il est bien vrai que l'étude et le traitement des affections de l'enfance sont hérissés de grandes difficultés ; mais n'en est-il pas plus absurde d'en abandonner le soin à l'ignorance et à la routine, et n'est-ce pas un motif de plus pour s'en référer aux avis de ceux qui passent leur vie à les étudier et à les traiter ? Ces maladies sont très-nombreuses ; la plupart sont remarquables par la violence de leurs symptômes et l'effrayante rapidité de leur issue funeste. Elles exigent généralement beaucoup de prudence, une sage temporisation dans le traitement, et l'on a recours aux moyens violents ! Que de maux de gorge de mauvaise nature, de croups, que d'affections pulmonaires promptement mortelles, pris, par l'ignorance, pour des indispositions légères et qu'un traitement rationnel et opportun eût pu enrayer !

§ 104. — Chez les enfants, la convalescence est plus difficile ; les rechûtes sont plus fréquentes. Il y a beaucoup de fausses convalescences. Il reste alors quelque trace de la maladie, qui échappe facilement à un œil peu attentif et peu exercé. S'il survient un peu de fièvre le soir, si l'appétit et les forces ne reviennent pas, tenez -vous sur vos gardes.

DE L'ÉDUCATION ET DE L'INSTRUCTION.

§ 105. — Aujourd'hui encore, si ce n'est dans quelques départements de l'est et du nord, le paysan français est un des plus ignorants, des plus routiniers de l'Europe. Aussi ne manque-t-il pas de gens qui sont convaincus et qui répètent à tout venant et sur le ton du dédain que l'agriculture est le métier de ceux qui ne savent rien faire. Pour eux, parce que le paysan est ignorant, l'agriculture est une occupation vile et qui n'exige nulle instruction. Que de propriétaires, étrangers aux plus simples notions d'agriculture, parce qu'ils n'en ont jamais entendu parler dans le cours de leurs études, ne songent à leurs domaines que pour y faire quelque partie de chasse, et pour les louer sans discernement le plus cher possible, au risque de devenir à la fois, sans le savoir, ennemis de la prospérité de leurs fermiers et de celle de leurs terres! Ainsi, encore la plupart des hommes publics négligent-ils trop souvent les intérêts de l'agriculture, cette *profession par excellence!* On peut, sans crainte, affirmer que s'il est une classe où l'instruction sera utile presque toujours et nuisible presque jamais, c'est la classe des cultivateurs, mais à la condition que cette instruction sera plus agricole.

L'enseignement classique que reçoivent les enfants des campagnes n'est pas sans utilité sans doute. Mais, est-ce bien pour qu'on leur enseigne l'histoire, la géographie, etc., que le paysan les envoie à l'école? Ou plutôt, s'il leur fait apprendre à lire, à écrire, à calculer, n'est-ce pas surtout pour qu'ils puissent faire leurs affaires eux-mêmes? L'instruction donnée aujourd'hui dans les villages est promptement oubliée par les jeunes gens qui n'en voient pas l'application, ou, ce qui est encore peut-être plus regrettable, elle les pousse à chercher d'autres professions, cas trop ordinaire chez ceux qui sont les plus intelligents. Si donc, au lieu des notions d'histoire, de géographie, etc., toutes choses qui ne sont que d'un intérêt bien éloigné pour lui, on donnait au jeune paysan des notions élémentaires d'agriculture, dût-on se borner à le faire lire dans un ouvrage d'agriculture au lieu de le faire lire dans un livre quelconque, il en résulterait ce double avantage que l'enfant lirait avec plus de plaisir, s'attacherait mieux à comprendre un sujet qui l'intéresse, dont il a chaque jour la pratique sous les yeux, et que d'un autre côté il se familiariserait avec les mots nouveaux, les pratiques nouvelles, les instruments et les machines perfectionnés, et, avant tout, avec cette idée qu'un livre peut donner d'utiles indications pour la pratique agricole ; en un mot, qu'un livre d'agriculture n'est pas nécessairement une absurdité, comme le pensent encore aujourd'hui la plupart des cultivateurs.

Et voulez-vous avoir la preuve des avantages de cette méthode d'enseignement? Voyez ce qui est arrivé dans l'Oise, ce département où l'agriculture est si florissante. Il existe à Compiègne des cours classiques d'agriculture depuis quinze ans. Un institut agricole, la ferme-école du Mesnil-Saint-Firmin, prospère dans les environs de Beauvais et forme d'excellents professeurs et de nombreux élèves. Des conférences agricoles réunissent dans la plupart des cantons, à des époques rapprochées, une foule intelligente où se pressent cultivateurs, médecins, notaires, ecclésiastiques, instituteurs, etc. Depuis que ces cours et ces conférences existent, les jeunes gens qui, au sortir de leurs études, devenaient clercs de notaire, d'avoué, ou d'huissier, commis de magasin, garçons de boutique, etc., ces jeunes gens restent à la ferme et loin d'être une charge pour leurs familles, ils leur donnent maintenant un utile concours : ils deviennent de bons cultivateurs.

Mais ne tombez pas dans un engouement trop exclusivement scientifique plus redoutable que la routine, car *pratique passe théorie*.

§ 106. — Le cultivateur a surtout besoin de connaissances solides sur la nature du sol, sur les différentes cultures et les assolements, sur les engrais, les amendements, le drainage, les dessèchements, l'irrigation, sur l'industrie de la fabrication du sucre, de l'alcool de betteraves ; il doit connaître les différentes races d'animaux domestiques, savoir leurs différentes aptitudes, lesquelles sont propres à l'engraissement par exemple, lesquelles donneront les produits les plus avantageux en lait, en laine, pour la reproduction, pour le travail, etc. L'hygiène des animaux, l'administration de la ferme, la comptabilité lui seront familières. En un mot, il s'appuiera tout à la fois sur la théorie et sur la pratique, et il élèvera ainsi sa noble profession à la hauteur d'une industrie, aux applaudissements de l'économie rurale, de l'hygiène, de la société tout entière, puisqu'il est démontré que les contrées les mieux cultivées sont en même temps les plus saines, que la longévité est en raison directe de l'aisance des populations ; que l'enchérissement du blé et la famine ont pour conséquence de diminuer la population, en même temps qu'ils amènent des troubles, des émeutes, des perturbations de tout genre.

§ 107.— Dans les localités manufacturières, il est trop fréquent de voir les parents vivre du produit du travail de leurs jeunes enfants, bien loin de pourvoir à leurs premiers besoins matériels et spirituels. Cette exploitation que la loi prohibe, n'a pas attristé jusqu'ici nos villages agricoles ; mais dans un assez grand nombre de familles, les enfants perdent à garder les bestiaux, à ramasser des cailloux, à aider des ouvriers, etc., ou en vagabondage et maraudes, le temps précieux qu'ils devraient passer à l'école : et quand vient l'âge de l'apprentissage, ignorants, paresseux et déjà débauchés, ils ne sont propres à rien et le plus souvent ils viennent de bonne heure peupler les prisons. Sur 5,375 accusés traduits devant les cours d'assises, 2,365 étaient complètement illettrés, et en y ajoutant ceux qui ne savaient lire et écrire qu'imparfaitement, on arrive au chiffre de 4,446, c'est-à-dire aux quatre cinquièmes du nombre total des accusés. Et cette influence de l'ignorance est si vraie que le nombre proportionnel des accusés illettrés décroit depuis plusieurs années : il n'est plus que de 434 sur 1,000 de 1851 à 1860, après avoir été de 612 sur 1,000 de 1826 à 1830. Il est impossible de ne pas voir là une conséquence du progrès de l'instruction élémentaire.— (Compte rendu de l'administration de la justice criminelle 1862.) — Mais, non-seulement l'ignorant est privé des jouissances que donne l'instruction et reste incapable de gérer avec fruit ses intérêts les plus simples, mais sa physionomie elle-même, trahit, par sa grossière expression, la rudesse, la bassesse de son âme inculte, et quelquefois l'idiotisme. Pauvre victime exposée sans défense à toutes les misères, à tous les vices!

§ 108. — L'intelligence elle-même ne suffit pas à l'homme; il faut pour qu'elle produise tous ses fruits, qu'elle soit dirigée, assainie, par la morale religieuse. C'est par une éducation morale et religieuse qu'on enseignera surtout la probité, la charité, la bienveillance, l'obéissance envers les supérieurs. Plus tard, cette même éducation rendra les enfants de bons, honnêtes et laborieux pères de famille.

Vos enfants sont des terrains vierges à mettre en culture, et de même que tant vaut l'homme, tant vaut la terre, de même tant valent les parents, tant vaudront les enfants, pour les familles et pour la société.

« Si l'on examinait parmi nous, dit un auteur éminent par sa haute science et ses vertus, la vie d'un scélérat, on verrait que son enfance a été très-malheureuse; partout où j'ai vu les enfants misérables, je les ai vus laids et méchants; partout où je les ai vus heureux, je les ai vus beaux et bons. »

HYGIÈNE DE L'ADOLESCENCE OU JEUNESSE.

§ 109. — Cette époque de la vie qui s'étend de quinze ans à vingt-et-un, se confond, à la campagne surtout, avec la virilité dont on lui fait, en général, trop tôt partager les rudes travaux. Ces travaux sont, en effet, au-dessus des forces de l'adolescent, et ces excès de fatigue nuisent à son accroissement, à son développement qui restent incomplets. Aussi la taille des campagnards est-elle moins élevée que celle des citadins. La constitution en reçoit aussi une influence fâcheuse, et les effets de cette influence sont d'autant plus à craindre que souvent l'alimentation est insuffisante et ne peut réparer les pertes occasionnées par ce travail énergique, et fournir en même temps tous les éléments nécessaires à l'accroissement si actif à cet âge.

§ 110.— Les jeunes filles, pour des raisons que chacun connaît, méritent surtout les plus grands ménagements. Elles éviteront l'humidité et les refroidissements. Avant l'établissement de la puberté, le corset comprime et déforme la taille et la poitrine, dont il empêche, en outre, le développement, il gêne les fonctions du foie, de l'estomac, des poumons et du cœur; il dispose aux maladies chroniques de ces organes : il doit être proscrit.

§ 111. — La poitrine exige des soins hygiéniques tout particuliers chez les jeunes gens délicats et dont les parents sont morts jeunes.

L'usage de la pipe, des boissons stimulantes, la fréquentation des cabarets, etc., sont des habitudes pernicieuses pour la santé de la jeunesse.

§ 112.— C'est un grand tort de donner aux jeunes gens de complexion délicate des professions sédentaires, dans le but de leur éviter les fatigues des champs. Personne n'a plus qu'eux besoin de l'influence fortifiante de l'exercice au grand air, et ils ont tout à craindre de l'action réunie du séjour habituel dans un air renfermé et du défaut de mouvement.

HYGIÈNE DE LA VIRILITÉ OU AGE ADULTE.

§ 113. — La virilité comprend le laps de temps qui s'écoule de vingt-et-un ans à soixante ans. C'est à cette époque, qui peut être considérée comme la période de parfait développement et d'état de la vie, que s'applique presque toute l'hygiène.

DES HABITATIONS.

§ 114. — Le choix de l'emplacement n'est pas indifférent pour la santé, et souvent ce choix a été fait sans intelligence et sans discernement. Les habitations rurales occupent souvent, en effet, des entonnoirs ou des points sur lesquels les eaux du sol environnant se rendent abondamment (voyez §§ 433 et 434).

A une élévation modérée et qui n'est pas sans cesse battue par les vents, les habitations sont en général salubres. Les habitants des bords de la Loire et de la Vienne peuvent, il est vrai, séjourner impunément dans des espèces de cavernes, mais cela tient à ce que ces habitations souterraines sont creusées dans le tuf et à l'abri de l'humidité, en raison même de la nature du sol. Les habitations placées tout à fait dans le voisinage de l'eau, ou sur l'eau même, donnent lieu, entre autres maladies, au développement ou aux récidives des affections rhumatismales, aux scrofules et autres maladies ou altérations de la constitution, qui prennent, en général, la forme chronique. Le séjour prolongé dans des maisons humides est encore regardé comme une des causes de la fièvre typhoïde. L'humidité est donc une des causes d'insalubrité que l'on doit le plus chercher à éviter ou à détruire, et l'on pourra y parvenir par les moyens suivants : exhaussement du sol, établissement au-dessous du rez-de-chaussée de caves bien aérées, plancher ou dallage en carreaux ou en briques, fenêtres larges et nombreuses, substitution des couvertures en tuiles ou en ardoises aux couvertures en chaume. Les toits en chaume, indépendamment des incendies auxquels ils exposent plus que les autres, se couvrent, lorsqu'ils sont anciens, d'une couche épaisse de différentes plantes. Ces végétaux se décomposent sous l'influence de l'eau de pluie qui ne s'égoutte que lentement, et, de plus, ces couvertures entretiennent l'humidité du sol. Elles favorisent notamment le développement des fièvres intermittentes. Tous les toits doivent être garnis de gouttières.

Vous éviterez, dans les limites du possible, l'exposition de l'habitation à l'ouest, car, dans nos contrées, c'est dans cette direction que soufflent les vents prédominants et ces vents sont généralement humides.

§ 115.— Le voisinage des bois est, en général, salubre, ainsi que celui des plantations, pourvu que ce voisinage ne soit pas assez rapproché pour qu'il en résulte un obstacle à l'influence si utile des rayons du soleil et qu'il n'entretienne pas l'humidité.

§ 116.—Le *drainage* des habitations, dans les villages où l'humidité des rues est permanente, ne serait pas moins nécessaire que l'assainissement des terres. Cette opération, très-rare en France, est très-répandue en Angleterre et en Écosse, où de nombreuses localités sont munies, à gauche et à droite des rues, ainsi que dans les cours des maisons, de drains plus ou moins gros. Dans le Loiret, une maison de campagne dont le rez-de-chaussée était inhabitable par suite d'infiltrations du puits, des fosses d'aisance et d'une source voisine, a été parfaitement assainie par le drainage. Un simple fascinage établi à une profondeur de 1 mètre 50 cent. autour de l'édifice a suffi pour dériver toutes les eaux d'infiltration vers un canal souterrain qui débouche dans un petit cours d'eau voisin. Le bourg de Lamothe, en Sologne, où, pendant les trois quarts de l'année, les caves, quoique peu profondes, renfermaient des eaux fétides produisant des émanations, sources de fièvres d'accès, où l'eau des puits s'élevait jusqu'à la surface du sol, dont les habitants, en un mot, souffraient de tous les inconvénients d'une extrême humidité, a été, par le drainage, merveilleusement assaini.

En drainant autour d'un puits, d'une fosse d'aisance, par une simple ceinture de tuyaux, on peut arriver également à supprimer soit l'infiltration des eaux insalubres dans ce puits, soit la pénétration des émanations de la fosse dans les caves.

§ 117.— Les boitouts ou puisards sont un autre moyen de dessèchement fort utile. On sait que ce sont de grandes cavités qui sont remplies de broussailles, de fascines, de troncs d'arbres, qui maintiennent écartées les terres qui en forment les parois naturelles et très-perméables. L'intérieur d'un boitout peut être rempli de branchages jusqu'à la surface du sol et recouvert par une couche assez résistante pour supporter le poids des voitures.

§ 118. — Les personnes qui n'habitent la campagne que pendant l'été pourront, par le moyen suivant, conserver leur habitation sèche et préserver de l'humidité de l'air les meubles et les objets laissés pendant l'hiver dans une maison de campagne inhabitée. Il suffit de calfeutrer les fentes des portes et des fenêtres au moyen de bandes de papier collé, de boucher les cheminées et de laisser dans les appartements des terrines contenant du chlorure de calcium. Pour opérer convenablement, il faut amonceler le chlorure dans une terrine de manière à dépasser les bords du vase, et placer un autre vase au-dessous du premier, afin que le liquide formé par la liquéfaction du chlorure puisse s'écouler dans le vase inférieur. Si l'on ne veut que préserver de l'humidit des meubles et différents autres objets, on peut les réunir tous dans un seul local qui est alors soumis à à l'opération. Au retour du printemps, on trouve les appartements si bien desséchés qu'on a peine à y respirer.

§ 119. — L'habitant des marais doit prendre des précautions particulières; voici celles reconnues principalement utiles dans notre climat. Les habitations, les fermes, les villages devront être placés sur des hauteurs et à une élévation assez grande pour être, autant que possible, à l'abri des effluves marécageux. On consultera, en outre, à cet égard, la direction des vents habituellement régnants, afin de ne pas y exposer les façades des maisons et d'y placer, le moins possible, de portes et de fenêtres. La maison elle-même, si on le peut, sera soustraite à l'action de ces vents qui ont traversé les marais avant d'arriver jusqu'à elle. Les portes et les fenêtres seront fermées le soir de bonne heure, et l'on s'attachera à maintenir à l'intérieur, la sécheresse et la propreté. Si l'on ne peut soustraire les habitations à l'action des vents qui viennent de traverser les marécages, on tâchera de les préserver de leur influence ou de l'atténuer par des plantations d'arbres, des rideaux de peupliers.

§ 120. — Une autre cause d'insalubrité est la proximité des fumiers en fermentation. Tous les cultivateurs savent bien que lorsqu'on enlève le fumier de la cour, surtout la partie inférieure du tas, il se dégage une odeur qui rappelle celle des œufs pourris : cette odeur est due au gaz hydrogène sulfuré (acide sulphydrique), gaz éminemment délétère. Il s'y développe encore de l'ammoniaque et de l'acide carbonique.

Une fois les fumiers produits, l'incurie la plus complète préside à leur conservation. On les entasse à mesure qu'on les retire des étables et des écuries dans une cour dont le sol est plus bas que celui qui l'avoisine. Ainsi abandonnés en plein air, ils sont exposés à trop de sécheresse pendant l'été, et dans l'hiver ils sont abreuvés et, pour ainsi dire submergés, par les eaux qui arrivent de toutes parts. Ces eaux les dépouillent de toutes leurs parties solubles, forment dans la cour une mare infecte et boueuse d'un suc noirâtre qui, peu à peu, s'échappe en pure perte au dehors et va corrompre les puits et les mares voisines ou engraisser les chemins. Les cultivateurs qui laissent perdre ainsi leur précieux purin dans les ruisseaux du village, *font un trou à leur poche pour perdre leur argent;* et, au point de vue de la salubrité des habitations voisines, une telle conduite offre les plus grands inconvénients. L'atmosphère y est toujours humide et remplie d'émanations désagréables, et, dans les temps chauds, des myriades d'insectes, attirés par ces exhalaisons, envahissent les alentours et tourmentent les bestiaux.

§ 121. — C'est à l'influence fâcheuse du fumier en

fermentation, mal aéré et recevant les eaux des ménages, qu'on attribue la production des fièvres intermittentes qui sont assez fréquentes dans beaucoup de localités où il n'y a pas de marécages, telle est, en particulier, la plus grande partie du Limousin. Je me crois autorisé à avancer que les exhalaisons qui s'échappent de ces fumiers sont au nombre des causes des épidémies de fièvre typhoïde.

Les fièvres pourprées, les petites véroles, les dyssenteries, si communes dans nos campagnes après les chaleurs d'été ou dans des printemps chauds et humides, viennent, pour la plupart, des mares des paysans.

§ 122. — La vue et l'odorat sont également blessés par la boue noire et les flaques d'eau infecte que l'on rencontre dans beaucoup de cours malpropres. Il s'en dégage aussi de l'acide sulphydrique, et c'est avec raison que l'on a comparé ces cours à de petits étangs.

§ 123. — Ce serait sortir du cadre de ce manuel que d'exposer les différentes méthodes de conservation des fumiers, quoique leur divulgation ne soit pas moins utile à l'hygiène qu'à l'agriculture. Les cultivateurs intelligents et soigneux trouveront sur ce sujet tous les renseignements nécessaires dans les traités spéciaux ; mais ce que l'on ne peut réclamer avec trop d'insistance c'est l'éloignement des habitations de ces foyers de fermentation. Le purin doit être recueilli dans des fosses placées près des fumiers. Les cours seront toujours propres; on jettera loin des maisons et des puits les eaux ménagères, les eaux de lessive, les eaux de savon, qui sont, du reste, des engrais très-utiles.

§ 124.—L'accumulation et l'encombrement des habitations, si défavorables à la santé, n'existent pas seulement dans les villes, on les trouve dans un grand nombre de villages où la division de la propriété est excessive. On y rencontre des pâtés de chaumières n'ayant que des cours communes, où maisons et cours sont d'une insalubrité qui ne le cède en rien à ce que l'on déplore dans les grands centres. Les habitations des cultivateurs dans beaucoup de départements sont resserrées, tout à fait impropres à l'exploitation agricole, sans dépendances rurales, c'est-à-dire sans jardin, sans enclos, etc., alors que les habitations rurales devraient être éparses, isolées, avec une grande cour, un jardin, des vergers. La dispersion des habitations ne peut avoir que des avantages.

Quels conseils utiles donner aux habitants de ces maisons agglomérées? On ne peut que leur recommander la plus grande propreté: ils se garantiront de l'humidité, etc. Il serait à désirer que pour remédier aux causes actives d'insalubrité et d'une foule de maladies souvent épidémiques que produit cette agglomération, on prit l'habitude d'isoler plus souvent les habitations, soit en les plaçant plus loin des rues, dans l'intérieur des propriétés, soit en s'installant en dehors des villages.

§ 125. — Les annexes de l'habitation rurale, écuries, étables, poulaillers, doivent en être séparés par une distance de plusieurs mètres; ils doivent être vastes, aérés et lavés souvent. Le fumier sera enlevé chaque jour, la cour, répétons-le, sera parfaitement nettoyée. N'oubliez pas que les épidémies et les épizooties sévissent principalement sur les habitations malpropres. (§§ 433 et suivants).

§ 126.— Les murs d'une maison doivent, tous les ans, recevoir un bon grattage et une couche de peinture au moins à la chaux. Les fenêtres seront larges, ouvertes le plus souvent possible, car *où le soleil n'entre pas le médecin entre;* toute la maison, mais la chambre à coucher surtout, doit être vaste, bien aérée, bien sèche (voyez § 317).

DES VÊTEMENTS.

§ 127.— Ne faites pas un reproche à Dieu de votre état de nudité, car si la peau n'était pas nue et en contact, par les extrémités *libres* de ses innombrables nerfs, avec tout ce qui nous entoure, nous serions privés du sens le plus important, le *tact*, le *toucher;* sens qui corrige les autres pour ainsi dire, et peut même y suppléer, comme on l'observe chez les aveugles-nés. Et telles sont, chez l'homme, la supériorité et la perfection de ce sens, que plusieurs philosophes, anciens et modernes, l'ont regardé comme la source de notre intelligence, opinion évidemment exagérée. Toutefois, il est incontestable que le degré d'intelligence, chez les animaux, et peut être de leur sociabilité, correspond au développement du tact, toujours imparfait, qu'ils possèdent.

Les animaux sont destinés à vivre dans la région du globe où ils sont nés; un seul vêtement leur suffit: ils l'ont reçu admirablement adapté aux exigences du climat où ils sont, pour ainsi dire, parqués. L'auteur de la nature a vêtu les bêtes selon leurs besoins. L'homme, au contraire, est cosmopolite, il vit sous toutes les latitudes; il était donc nécessaire qu'il ne vint pas au monde tout vêtu, et qu'il pût modifier son costume selon les influences diverses qui agissent sur lui. Or, ce *misérable animal jeté nu sur la terre*, selon l'expression amère et injuste d'écrivains superficiels ou atrabilaires, cet animal pour lequel ils regrettent les *chaudes fourrures*, etc., sait trouver partout les vêtements qui lui conviennent le mieux.

§ 128. — Les vêtements ont le même but que les habitations, c'est-à-dire qu'ils doivent nous abriter de l'influence des agents extérieurs en ce qu'elle pourrait avoir de nuisible. Plusieurs sont en même temps des moyens de propreté.

§ 129. — On a beau prétendre que chez l'habitant des champs, l'habitude des intempéries de l'air supplée à l'insuffisance des vêtements. Il n'en est pas moins certain, pour les médecins de la campagne, que cette insuffisance est une des causes et même la cause principale des maladies des cultivateurs.

§ 130. — La principale pièce de linge est la *chemise*. On s'imagine communément que les chemises en fils de lin et de chanvre valent mieux, pour la santé, que celles en coton : c'est une erreur. Les chemises en coton sont plus chaudes en hiver, et, l'été, elles s'impreignent plus facilement de la sueur et se refroidissent moins vite.

La chemise se salit promptement, d'où la nécessité de son fréquent changement. Les travailleurs surtout, à cause de leur transpiration, doivent en changer souvent. Une seule par semaine ne peut leur suffire et ils ne portent pas sans danger, pendant tout ce temps, un linge imbibé de sueur, chargé de poussière, et, dans quelques circonstances de matières nuisibles.

C'est une très-bonne chose que d'avoir une chemise différente pour le jour et pour la nuit. Lorsqu'on reprend le matin la chemise de la veille, elle est sèche et elle a repris ses qualités premières. Pendant l'été, quelques personnes s'habituent même à se dépouiller, en se couchant, de leur chemise, ils l'étendent pour la sécher et la retrouvent le lendemain sèche et fraîche. Cette habitude, qui ne vaut pas certainement la première, est bien préférable à l'usage de conserver la même chemise d'une manière continuelle. La chemise est, en général, trop courte à la campagne et souvent trop étroite. Que son col soit large.

La chemise doit être bien sèche, et c'est un préjugé absurde de considérer comme malsain de la faire chauffer avant de la mettre. Humide, elle peut donner lieu au développement de douleurs rhumatismales, névralgiques, etc.

§ 131. — Peu d'habitants de la campagne se servent du *gilet de flanelle* ; il ne peut être utile qu'aux personnes faibles, et ne convient pas aux sujets robustes et pléthoriques. En faire usage, sans nécessité, c'est se créer une habitude et se priver ainsi d'une ressource pour l'avenir.

Les personnes qui portent ce vêtement doivent le renouveler tous les deux ou trois jours, car il se salit très-vite ; il acquiert une odeur désagréable, devient imperméable et, par conséquent, plus nuisible qu'utile. Il est bon de quitter la flanelle pendant la nuit et de la remplacer par un autre vêtement moins chaud, si l'on ne peut pas s'en passer.

Le gilet de flanelle conserve la chaleur, favorise la transpiration, il absorbe la sueur, il excite la sensibilité de la peau : ce n'est donc pas un vêtement inerte ; son action sur la santé est puissante. N'y recourez que sur l'avis d'un médecin qui en surveillera les effets.

§ 132. — Le *gilet* doit couvrir toute la poitrine en hiver : ouvert, il ne la garantit pas assez du froid et de l'humidité. Il sera donc, dans cette saison, boutonné dans toute sa hauteur. Il ne doit pas comprimer la poitrine, ni l'estomac ; car il résulte de cette compression, de la gêne et des désordres dans les fonctions respiratoires et digestives. Si ce n'est dans l'été, le gilet sera en drap.

§ 133. — Ne regrettons pas la *culotte ;* sa disparition est un de ces faits trop rares où l'on constate l'accord de l'hygiène et de la mode. La culotte comprimait la base de la poitrine, elle empêchait ainsi son libre développement, elle gênait les mouvements respiratoires, troublait la digestion et favorisait la production des hernies. Elle était aussi, par la compression des vaisseaux sanguins, une cause médiate de la stase du sang vers la tête. L'attache de la culotte autour du genou avait également des inconvénients sérieux : stase du sang dans les jambes, qu'elle laissait, en outre, découvertes, varices et même ulcères.

Le *pantalon* sera un vêtement irréprochable aux conditions suivantes : on n'y ajoutera pas de sous-pieds, qui pressent sur les épaules, par l'intermédiaire des bretelles, et gênent ainsi les mouvements ; il ne dépassera les os des hanches que de quelques centimètres, afin qu'il ne comprime pas le ventre ; il ne sera ni trop étroit, ni trop large : trop étroit, *collant*, il serrerait trop les muscles et les vaissseaux et serait une entrave à la liberté des mouvements et de la circulation ; trop large, il ne garantirait pas assez du froid, il ne soutiendrait pas assez les organes ; il aurait surtout des inconvénients pour les hommes de cheval, qui, plus que tous les autres, ont besoin d'un pantalon juste.

§ 134. — L'hygiène approuve l'usage des *bretelles*, non pas des bretelles en cuir, mais de celles qui sont élastiques. Elles soutiennent, sans gêne et sans pression, le pantalon dont on peut tenir ainsi la ceinture aussi lâche qu'on le veut ; moyen d'éviter plusieurs maladies de l'estomac et des intestins, et les hernies qui sont surtout fréquentes dans plusieurs contrées où les culottes et les pantalons ne sont maintenus qu'au moyen de ceintures serrées.

§ 135. — Les *ceinturons* en cuir ou en tissu inextinsibles, lorsqu'ils sont étroits, doivent être abandonnés. Dans les travaux pénibles, il est utile de soutenir le bas-ventre, mais il faut le faire avec une étoffe souple, élastique en même temps que résistante, et constituant une ceinture assez large, sous peine des accidents qui viennent d'être signalés.

§ 136. — Le *caleçon*, dont l'usage est infiniment trop limité chez les paysans, réunit les avantages de la chemise à ceux du pantalon.

§ 137. — Il n'est guère besoin de nous occuper de l'*habit*, ni de la *rédingote* qui sont, pour le campagnard, des vêtements de luxe dont il ne se sert que très-exceptionnellement. La *veste*, qu'il porte plus souvent, ne le couvre pas assez, mais elle s'accommode mieux à la liberté de ses mouvements.

§ 138. — L'usage presque général de la modeste *blouse* en démontre assez les avantages : c'est le vêtement par excellence de l'ouvrier, du charretier, du roulier, de l'agriculteur, de tous ceux, en un mot, qui ont à subir les influences atmosphériques pendant leurs travaux. C'est qu'en effet elle garantit bien du froid, du vent, de la pluie, ne gêne en rien les mouvements, se met pardessus d'autres vêtements dans les temps froids et remplace le gilet et l'habit ou la veste dans les chaleurs. Elle peut être lessivée facilement, enfin elle est peu coûteuse.

§ 139. — La destination des *bas* n'est pas seulement de protéger les jambes et les pieds contre l'action du froid et de l'humidité, mais encore de se charger de la sueur parfois abondante que déterminent la marche et l'exercice. De là la nécessité de les renouveler souvent. Il est regrettable qu'un si grand nombre de paysans ne se servent pas d'un vêtement si utile.

§ 140. — La *cravate* n'est utile que dans les grands froids et il faut savoir que les personnes qui ont pris l'habitude de se couvrir le cou sont fort exposées, lorsqu'elles le découvrent accidentellement, à contracter des angines, des rhumes, etc. Une cravate trop dure, trop volumineuse, trop serrée, comprime les vaisseaux du cou et peut déterminer des coups de sang vers le cerveau et l'apoplexie.

Les tours de cou, les cache-nez, etc., utiles dans les temps humides, deviennent nuisibles, le plus souvent, par la moiteur qu'ils entretiennent, et à la suite de laquelle le refroidissement peut survenir.

§ 141. — La *casquette* est à peu près la seule coiffure portée à la campagne. Elle n'est pas sans inconvénients : par son contact avec la chevelure, elle se couvre de crasse, elle devient sale et infecte ; elle ne protège pas efficacement le cou, les oreilles, les yeux, la figure contre la pluie, le vent, le froid et la chaleur du soleil ; elle est surtout insuffisante pendant les travaux de l'été. Un large *chapeau de paille* est alors la coiffure la plus convenable, et, dans les autres saisons, on doit préférer des chapeaux plus chauds et à larges bords. La casquette, par la pression de son fond sur le sommet de la tête, ne favoriserait-elle pas la chûte prématurée des cheveux ?

§ 142.— Faites en sorte qu'il entre dans vos vêtements

autant de laine que possible, car qui est laine (drap, mérinos, etc.) est tout ce qu'il y a de plus chaud. Les vêtements de soie viennent ensuite, et, après eux, les vêtements de coton (calicot, indienne, etc.) ; en dernier lieu sont les vêtements de lin et de chanvre.

§ 143. — Les tissus très-serrés et très-minces conservent moins la chaleur naturelle que les tissus lâches et très-épais ; ainsi, l'épaisseur étant égale, une étoffe de laine fine, largement tissée et contenant dans ses mailles une grande quantité d'air, isole et protège mieux contre le froid qu'une étoffe de laine grossière dont les fils trop rapprochés forment un tissu dense, à travers lequel le froid, comme la chaleur, se transmettront avec facilité. C'est en retenant ainsi une certaine quantité d'air enchevêtré, que la neige, *que Dieu donne à la terre pour lui servir de vêtement*, conserve au sol qu'elle recouvre une température assez douce et préserve les plantes de l'atteinte que leur porterait un froid excessif.

§ 144. — La couleur des vêtements est moins importante que leur texture ; elle n'est cependant pas indifférente, et, si elle n'exigeait pas trop de soins de propreté, la couleur blanche devrait être préférée en toute saison. Les vêtements blancs s'opposent davantage pendant l'hiver à la déperdition de la chaleur du corps ; aussi, dans les pays froids, la nature donne-t-elle un pelage blanc à la plupart des animaux, comme aux rennes, aux ours, aux loups, aux lièvres, aux perdrix, aux hermines, etc. En été, les vêtements blancs isolent mieux contre la chaleur de l'atmosphère ; ils sont presque exclusivement employés par les habitants des climats chauds.

Les habits de couleur noire, se laissant traverser plus facilement par la chaleur, ne conviennent ni en hiver, puisqu'ils laissent échapper notre chaleur naturelle, ni pendant l'été, puisqu'ils laissent passer et arriver jusqu'à nous la chaleur extérieure.

§ 145. — L'influence des saisons se fait principalement

sentir sur la classe ouvrière, qui ne jouit pas, en général, d'une aisance assez grande pour modifier ses vêtements aussi fréquemment que l'indiqueraient les variations de ces saisons. Ce n'est, en effet, qu'en s'habillant de telle façon que les variations atmosphériques ne puissent agir sur le corps, et que les vêtements employés contrebalancent leur influence, que l'on peut obtenir ce résultat. Dans la saison froide et rigoureuse, les vêtements seront de laine: ils seront étroits, appliqués exactement sur la surface du corps pour ne laisser aucun accès à l'air, sans toutefois être incommodes. Leur couleur sera brune, leur tissu lâche, moelleux: tel doit être aussi le costume des ouvriers des mines. En été, les habits seront plus légers, plus simples, plus amples, d'une couleur plus claire et se rapprochant le plus possible du blanc, et, au lieu d'être confectionnés en drap, ils seront faits avec des étoffes de toiles de coton, de lin, de chanvre, ou, mieux encore, avec un tissu fin de laine.

§ 146.— Il est bien à souhaiter que le prix des étoffes de drap devienne assez bas, pour que l'usage des vêtements supplémentaires autres que la blouse, et tels que *manteaux*, et surtout *paletots* et *pardessus*, *limousines*, soient plus accessible aux classes peu aisées de la campagne. Les pardessus, les paletots, doublés d'une étoffe épaisse, pourvus de manches, sont des vêtements fort bons et fort avantageux et bien préférables aux manteaux. La limousine est éminemment utile, même pendant certains travaux et notamment aux charretiers, aux laboureurs, aux bergers, etc.

On a reproché aux vêtements de *caoutchouc* de s'opposer à l'évaporation de la sueur; cet inconvénient est réel si le vêtement est étroit, il n'existe plus s'il est large. Il n'est avantageux, du reste, que contre la pluie, mais alors il a le défaut de laisser couler l'eau le long des jambes.

Les vêtements de *peaux* sont d'excellents protecteurs

contre l'action du froid, à la condition que le poil en sera dirigé vers le corps ; mais ils sont très-mauvais contre la pluie : ils s'en empreignent et restent longtemps humides.

§ 147. — Les *sabots* sont durs, inflexibles, ils ne suivent pas les mouvements des pieds, ils les gênent, au contraire, et rendent impossible la course et la marche difficile, ils exposent aux chûtes, aux entorses : la boue, la pluie, la neige y pénètrent. Ne vous servez donc de sabots que dans le cas où vous ne pourrez mieux faire, disent les auteurs. Ce jugement est trop sévère, au moins en ce qui regarde la campagne. Sans doute, un sabot lourd, mal fait, a tous ces défauts, mais s'il est léger, bien fait, si l'on y joint de bonnes brides couvrant bien le cou-de-pied, et, en outre, des chaussons, on obtiendra une chaussure très-convenable, en hiver, pour le village, sèche et chaude.

§ 148.—La *galoche*, non moins utile contre l'humidité et le froid que le sabot, couvre et soutient mieux que lui le pied et rend la marche plus facile. Depuis quelques années, dans nos départements du nord, la forme massive et grossière du sabot et de la galoche est devenue presque élégante. La galoche est la transition entre le sabot et le *soulier*, excellente chaussure d'été. Pendant la saison froide et humide, le soulier est insuffisant à la campagne : il doit être complété par l'adjonction de *guêtres* qui soutiennent le bas de la jambe sans gêner les mouvements et qui rendent même les longues marches plus faciles.

§ 149.— Les *bottes* garantissent, il est vrai, les jambes et les pieds, mais elles compriment le cou-de-pied, maintiennent autour du membre une température chaude et humide qui ramollit la peau et la dispose aux ampoules et aux excoriations. Très-commodes pour les cavaliers, elles ne valent rien pour les piétons, et assurément nos soldats ne franchiraient pas, avec ces chaussures, leurs étapes, aussi facilement qu'avec des souliers et des guêtres. Les *brodequins* lacés ou à boutons sont bien préférables aux bottes.

§ 150. — Quelle que soit la chaussure dont vous ferez usage, qu'elle ne soit pas trop courte, que son extrémité antérieure soit arrondie selon la forme du pied et non carrée ou en pointe ; que le talon soit bas et droit : les talons hauts et étroits rendent la marche et même la simple station debout incertaines et fatigantes ; la semelle sera aussi large que la plante du pied : chacun connaît les inconvénients des chaussures étroites ; cette semelle aura une épaisseur suffisante pour amortir la pression des cailloux et des aspérités du sol, etc., contre le pied. Dans les saisons froides et humides, une double semelle en liége ou tout simplement en paille maintient les pieds chauds et secs.

§ 151. — Les chaussures *supplémentaires*, telles que les différentes espèces de *socques* en cuir, avec ou sans semelle de bois, les pardessus en caoutchouc, sont inusitées à la campagne. Donnons un souvenir au *patin :* on appelait ainsi une chaussure qui était supportée sur un cercle de cuivre et par deux montants, et que les femmes attachaient à leurs souliers pour éviter la boue et l'humidité. La mode l'a proscrite au détriment de l'hygiène.

§ 152. — Mais c'est surtout l'habillement des villageoises qui est défectueux : leurs jupes sont trop courtes et laissent agir, sur les parties inférieures, le froid et l'humidité : de là des affections diverses que ce n'est pas ici le lieu d'exposer, mais dont les médecins vous diront toutes les suites parfois très-graves. Qu'un bon caleçon serait bien plus utile qu'une crinoline !

§ 153. — Qu'une femme débile et molle, parce qu'elle a été élevée dans l'oisiveté, et que trop jeune on a, par la compression d'un *corset*, empêché ou arrêté le développement de ses muscles, que cette femme ne puisse se passer de ce soutien, c'est pour elle une triste nécessité. Le corset doit être proscrit avant l'établissement de la puberté ; ce n'est que lorsque le développement de la jeune fille sera à peu près complet qu'on en pourra commencer l'usage. Il ne doit pas comprimer, mais seulement contenir et soutenir. Il doit permettre la liberté des mouvements et de la respiration. Il sera en étoffe résistante, mais souple : pas de lames métalliques, ni d'épaulettes. Un corset trop serré autour de la taille s'oppose à l'élargissement de la poitrine, et, chez les femmes qui sont prédisposées à cette maladie, il peut favoriser le développement de la phthysie pulmonaire, occasionner des maux d'estomac, de mauvaises digestions et même des palpitations et des syncopes. Quel supplice que celui des moissonneuses, entre autres, qui travaillent le corps ainsi emprisonné ! Mais que peut la saine raison contre la mode ?

§ 154. — Que le cou, le haut de la poitrine, les bras des femmes soient toujours soigneusement couverts. La négligence de ce précepte engendre plus d'angines, de catarrhes, de fluxions de poitrine, de pleurésies, que toutes les autres causes réunies, peut-être. C'est une cause occasionnelle fréquente de la phthysie.

Il faut aussi que les femmes prennent toutes les précautions possibles contre le refroidissement des pieds.

§ 155. — L'usage de vêtements convenables peut modifier et amoindrir certaines prédispositions aux maladies ; c'est ainsi que chez les enfants nés de parents scrofuleux ou poitrinaires, chez ceux qui sont lymphaphatiques, l'usage des vêtements chauds et secs, en les préservant de l'humidité et du froid, peut, aidé des autres moyens hygiéniques, agir puissamment sur le tempérament et empêcher le développement des maladies dont ils sont menacés. Ce résultat peut être aussi obtenu chez l'adulte. Chez les enfants encore, les vêtements trop rudes, trop grossiers, irritent la peau et déterminent plusieurs maladies cutanées parfois rebelles, maladies augmentées trop souvent par la malpropreté de ces vêtements, lorsque leur renouvellement est trop peu fréquent. On rencontre des adultes qui ont la peau fine, irritable, et qui se rapprochent par là, comme souvent, en même temps, par leur constitution, des enfants : les causes morbifiques agissent sur eux comme sur ces derniers. Il est incontestable que, depuis l'invention du linge du corps, c'est-à-dire depuis que, par l'usage de la chemise, des draps, etc., la peau n'est plus irritée par le contact ordinaire d'étoffes de laine, les maladies cutanées sont moins fréquentes et moins graves.

§ 156.— C'est dans le lit que l'homme passe la moitié ou le tiers au moins de sa vie. Les draps ont le même usage que la chemise ; ils sont destinés à absorber le produit de la sueur : aussi doivent-ils être renouvelés le plus souvent possible. Deux couvertures de laine, ou une de laine et une de coton suffisent en hiver; une seule de laine ou de coton suffit au printemps et en automne, et une seule de coton ou même un drap seul pendant les chaleurs. Les couvre-pieds, les édredons sont inconnus parmi nous : laissons-les à quelques femmes délicates et frêles. Les matelas de crin sont ceux que l'on doit préférer : il paraît qu'ils s'impreignent moins facilement de la sueur. Après eux, viennent ceux de laine. Le mélange de crin et de laine constitue un coucher doux, élastique et reposant bien. La plume a l'inconvénient d'absorber trop les émanations du corps et l'humidité. Un matelas en plume doit toujours être recouvert d'un autre. Les matelas seront exposés souvent au grand air et au soleil, et rebattus ou renouvelés après une maladie. Préférez les oreillers et les traversins en crin : ceux en plume tiennent la tête trop chaude. Ils doivent être assez remplis pour tenir la tête élevée.

§ 157. — Certains végétaux remplacent la laine avantageusement dans la confection des matelas : telles sont les balles d'avoines, les spathes de maïs, les fougères, certaines mousses, etc.; on doit les remplacer souvent. A cette condition, la paillasse ne le cède en rien, au point de vue de la salubrité, au lit le plus moelleux.

§ 158. — Chez beaucoup de paysans, les lits sont trop hauts; il faut pour y monter se servir de gradins, de tabouret, etc., et, ce qui est beaucoup plus à considérer, les personnes qui y séjournent y respirent un air malsain, car les émanations, les miasmes, l'air altéré par la respiration sont d'autant plus abondants qu'on se rapproche davantage du plafond de la chambre.

Le lit doit être placé dans un endroit sec et aéré.

Est-il besoin de dire, dans un traité d'hygiène rurale, qu'un lit trop mou et trop chaud, énerve, prolonge le sommeil, affaiblit et rend la digestion pénible? D'insister sur les inconvénients des alcoves, des rideaux?

DES SOINS DE PROPRETÉ.

§ 159. — La peau est le siége de deux fonctions fort importantes: la première est l'exhalation de la sueur. La quantité de cette sécrétion a été évaluée à 1,447 grammes en vingt-quatre heures, ce qui ne vous surprendra plus lorsque vous saurez que, d'après des calculs bien faits, le nombre des pores (orifices infiniment petits qui ont la propriété d'exhaler et d'absorber) distribués sur la surface du corps s'élève à sept millions. Cette sécrétion s'évapore, mais elle laisse sur la peau une crasse dont le linge, il est vrai, absorbe une partie, mais dont il reste toujours une certaine quantité qui obstrue plus ou moins les pores cutanés. Cette humeur grasse et huileuse est celle qui tâche le linge et qui rend fort désagréable, par son abondance et sa mauvaise odeur, la présence de certains individus. Dans certaines maladies, ce résidu contient même des matières morbifiques qui peuvent passer dans le sang et dans plusieurs professions; aux matières salines et animales qui constituent ordinairement ce résidu, s'ajoutent des corps étrangers de toute nature, tels que des corps gras, des poussières de coton, de farine, de fonte, de charbon, et autres; telles que celles qui s'échappent des batteuses, celle que produit le teillage de lin, celles de plâtre, de cendres, de tourbes que l'on sème sur les verdures, la fumée, etc.

§ 160. — La seconde fonction de la peau, non moins importante, est celle que l'on appelle *respiration supplémentaire*. Dans les affections de poitrine, qui produisent de l'oppression, de l'étouffement, vous voyez les malades se tenir le cou, la poitrine, les bras hors du lit: ils diminuent ainsi leurs souffrances, parce que une partie du sang noir ou veineux, en contact avec l'air, se transforme en sang rouge, dans la peau des parties découvertes et que la respiration pulmonaire se trouve allégée d'autant. Cette fonction dont le rôle est si évident, dans l'état de maladie, ne pourrait être entravée sans inconvénients pendant la santé.

Mais indépendamment des dangers qu'entraîne la suppression ou la diminution de la sueur et de la respiration cutanée, la malpropreté du corps en occasionne bien d'autres. Faut-il vous en faire le tableau hideux: gale, teigne, dartres, vermine, scrofules, rachitisme, abatardissement physique et moral?

§ 161. — Comprenez maintenant toute l'utilité, toute la nécessité du linge blanc, des vêtements propres, des lotions et des bains. Il n'est pas d'ouvrier qui ne puisse se laver la figure, la tête et les mains une ou plusieurs fois par jour, les pieds et les aisselles une fois par semaine, et, pendant l'été, se baigner dans quelque rivière, démêler et peigner ses cheveux tous les jours. Une chemise par semaine ne peut suffire à un travailleur; elle sera bientôt imbibée de sueur et ne pourra plus en absorber: il faut qu'il en change au moins deux fois. Il fera bien d'en avoir une pour le jour et une pour la nuit. Pour la même raison, le changement de caleçon, de bas doit être fréquent.

La propreté coûte peu et rapporte beaucoup, et, s'il est vrai qu'on ne puisse pas avec de la propreté détruire toutes les mauvaises conditions hygiéniques, il ne l'est pas moins que c'est un excellent moyen de les diminuer dans une grande proportion. C'est pour tous ces motifs que les législateurs de l'antiquité l'ont inscrite dans leurs codes, et que les Pères de l'Eglise l'ont jugée digne d'être à la tête des demi-vertus.

§ 162. — Les paysans ne se rasent, en général, que le dimanche, et, comme ils se lavent rarement la figure, il en résulte, sur la peau du visage, un dépôt de sueur et de poussière dont on connaît les inconvénients, et un aspect peu agréable de la physionomie. N'ayez recours au barbier que par nécessité, et alors ayez votre rasoir, car il n'est pas rare qu'un rasoir qui a servi ne transmette une éruption fort rebelle et qu'un professeur des hôpitaux de Paris a jugée assez grave pour en avoir fait dernièrement le sujet d'une de ses leçons. Si vous avez la figure tendre, si, de temps en temps, il s'y élève des boutons, ne regardez pas à quelques sous pour vous procurer un savon de bonne qualité. Le savon blanc ordinaire, dont la base est la soude caustique, serait trop irritant.

DE L'ALIMENTATION.

DES ALIMENTS TIRÉS DU RÈGNE ANIMAL.

§ 163. — Chez la plus grande catégorie des Français, c'est-à-dire chez les paysans, la quantité de viande consommée est à peu près nulle, et des millions de nos concitoyens en sont privés ou n'en mangent qu'une fois ou deux par an. On rencontre souvent, dans les Basses-Alpes, des paysans qui n'ont jamais mangé de viande fraîche et à qui même elle répugne. Il résulte, en outre, de travaux de statistique dignes de foi, que ceux qui en font usage n'en consomment pas le cinquième et même le septième de ce que consomme un Parisien et de ce qui conviendrait pour une bonne alimentation. La consommation de chaque habitant de Paris est, en moyenne, de 94 kilogrammes par an ou 258 grammes par jour, et la ration quotidienne devrait être de 286 grammes. Dans les villages, on fait le plus souvent usage de chair de veaux trop jeunes ; et la consistance plus molle de cette chair, sa qualité plus gélatineuse, l'arôme trop faible qui s'y développe par la cuisson, ont jeté sur elle depuis longtemps une juste défaveur.

§ 164.—La viande dont le tissu est pâle, mou, est en effet peu nourrissante. La partie la plus nutritive des viandes et qui est en même temps de la digestion la plus facile, est la fibre musculaire ou la chair proprement dite, ensuite viennent le foie, les reins, la rate, le cerveau qui sont d'une digestion plus difficile. Les tendons vulgairement appelés *nerfs*, les aponévroses, les poumons sont d'une digestion bien plus difficile encore.

§ 165. — Les viandes de bœuf, de vache, de mouton ne pénètrent guère dans nos chaumières ; et, c'est un malheur, car ce sont celles qui renferment le plus d'éléments toniques et réparateurs. Celle qu'on y consomme le plus, la seule même qui y soit souvent connue et désirée, est la viande de porc. Bien que d'une digestion difficile, elle constitue un bon aliment, et c'est vraiment la viande du campagnard à l'estomac solide et robuste. De toutes les chairs, dit Galien, il n'en est pas une qui nourrisse si puissamment que celle de porc d'un an ou deux, bien nourri et engraissé ; mais il faut supposer que l'estomac soit fort pour la cuire (digérer). Elle a encore l'avantage, lorsqu'elle est salée, de communiquer aux légumes une saveur assez agréable et de les rendre plus faciles à digérer.

§ 166. — Ce n'est donc pas au paysan que convient le plus la *poule au pot* que lui souhaitait le bon roi, il y a 200 ans, mais bien plutôt le bœuf et le porc, le *pot au feu* qui est encore un luxe pour lui.

§.167.—Le prix élevé de la viande de boucherie a fait naître, dans l'esprit de plusieurs savants distingués, l'idée d'utiliser la viande de cheval et d'en faire un article important de consommation. Ils ont été jusqu'à dire que le filet de cheval était préférable au filet de bœuf, trompés bien certainement par la toute puissance de l'art culinaire qui peut transformer les substances les plus indigestes et les moins savoureuses en véritables morceaux de roi.

Si l'on s'en rapporte aux militaires réduits par la nécessité à abattre leurs chevaux pour s'en nourrir, on les trouve généralement d'avis qu'ils faisaient ainsi de tristes repas et on voit que, dès qu'ils pouvaient se procurer des bœufs et même des vaches maigres, ils renonçaient bien vite à la viande de cheval, non pas par *répugnance* ou *préjugé*, mais parce qu'ils la trouvaient coriace et sans saveur.

Le prix du cheval est plus élevé que celui du bœuf et de la vache, etc.; on ne l'enverra donc à la boucherie que lorsque la maladie ou l'extrême vieillesse lui aura enlevé toutes ses qualités nutritives. Ajoutez que la très-grande majorité des chevaux qu'on abat sont atteints de morve, de farcin, de maladies typhoïdes ou charbonneuses, ou d'autres affections incurables. Or, ce n'est pas le cas d'en exposer la viande sur nos marchés. Et en outre, dans un cheval sain, quelques morceaux seulement peuvent être considérés comme viande de boucherie, et il paraît que pour faire un potage équivalent à celui du bœuf, il en faut une quantité beaucoup plus considérable. En Prusse, où l'on a longtemps vendu de la viande de cheval, on y a renoncé. Cela tient tout simplement à ce qu'elle est plus chère et moins bonne, circonstances qui ne lui permettront jamais d'entrer pour une part de quelque importance dans l'alimentation.

§ 168. — Que penser aussi des efforts tentés dans le but d'augmenter la consommation de la viande, dans la classe laborieuse, par l'acclimatation et la domestication de nouvelles espèces animales comestibles? Jusqu'ici, les acquisitions d'animaux alimentaires se réduisent à bien peu de chose dans la pratique, et le but ne serait-il pas plus sûrement atteint par l'amélioration et le perfectionnement de nos animaux domestiques actuels? Voici, sur cette question, deux citations empruntées à des agronomes dont l'autorité n'est pas contestée: — « Il résulte des heureux changements dans les races garonnaise et limousine, qu'il serait facile de transformer nos races indigènes en les nourrissant mieux. » — « En nourrissant mieux les bestiaux du pays, on remarquera presque toujours dans les races une amélioration qu'on aurait à peine osé espérer sous le rapport de la taille, du poids et des produits animaux; et, dans un très-grand nombre de cas, les améliorations que l'on pourra produire dans les formes, par les croisements judicieux entre les individus de cette même race, seront bien plus assurées et plus solides que celle que l'on croira obtenir par l'introduction des types étrangers; l'amélioration des races en elles-mêmes, par l'introduction d'un meilleur régime et par des croisements faits avec discernement, présente d'ailleurs presque partout un champ bien vaste et des spéculations très-lucratives. » C'est ainsi qu'on a créé en Angleterre des races animales qui, dans un temps donné, fournissent à l'alimentation publique deux fois autant de viande que nos races indigènes.

§ 169. — L'animal tué par l'abattage est toujours préférable, sous le rapport de la qualité, à celui qui est tué par la saignée. On le comprendra facilement, si l'on réfléchit à la quantité du sang dont ce dernier genre de mort a dû priver l'animal.

§ 170. — Les diverses espèces de viandes se digèrent d'autant plus facilement qu'elles sont plus voisines de la putréfaction; mais il ne faut pas que cette putréfaction soit commencée, car alors elles déterminent des digestions longues et pénibles et même des indigestions.

§ 171. — Peut-on manger la viande des animaux malades? Question encore débattue. On rapporte en faveur de l'affirmative que, pendant la révolution de

1789, des indigents de Saint-Germain et d'Alfort mangèrent sept à huit cents chevaux morveux ou farcineux sans en être incommodés; qu'on fit de même usage d'animaux morts du typhus contagieux pendant les années 1814, 1815, 1816, et qu'à Paris on mange constamment des vaches atteintes de phthysie pulmonaire. Mais on a constaté depuis que des œufs de poules nourries de viandes corrompues, que des canards soumis au même régime donnent lieu à des digestions pénibles accompagnées de gaz infects.

Il est aujourd'hui reconnu que le virus charbonneux, introduit dans les voies digestives par l'usage de viandes provenant d'animaux malades du charbon, peut occasionner cette maladie chez l'homme. On attribue à cette cause le plus grand nombre des charbons malins dans les départements de l'Ardèche, de l'Aude, du Gard, de la Haute-Garonne, de l'Hérault, de la Haute-Loire, du Tarn, et de la Lozère où l'on ne se nourrit guère que de la chair du mouton, et où les pauvres gens sont souvent contraints par la misère à acheter à vil prix et à manger les restes de ces animaux morts du charbon ou de la clavelée; et ce charbon ainsi contracté par la voie des aliments est toujours très-rapide dans sa marche, et funeste dans ses résultats.

Il est donc raisonnable d'admettre que l'usage répété de pareils aliments aurait une influence fâcheuse sur la santé, surtout à la campagne où il est ordinairement difficile de se procurer de la viande nouvelle. Or, la décomposition putride des viandes provenant d'animaux malades se fait vite, et il serait à craindre qu'au moment où le paysan s'en servirait, la putréfaction ne fût trop avancée pour que la coction pût détruire les produits dangereux qui s'y seraient développés.

§ 172. — Il serait bien à désirer que l'usage des viandes desséchées et des viandes salées se propageât dans la classe peu aisée. Un auteur célèbre a condamné l'usage des premières; mais il écrivait au milieu de la

Normandie! Et quant aux secondes, voici ce qu'en dit un professeur d'hygiène : On a longtemps exagéré les inconvénients attachés à l'usage des viandes salées. On peut adoucir l'âcreté des salaisons en les mélangeant avec des végétaux au moment où on les consomme : elles sont longues à digérer, mais elles satisfont l'appétit pour longtemps.

§ 173.—La campagne ne consomme qu'une quantité insignifiante de volaille.

La consommation de la chair de poisson frais y est aussi à peu près nulle depuis le développement des chemins de fer, même dans les localités voisines de la mer, et encore le peu qu'on en consomme, acheté dans les marchés, n'est-il que rarement bon. Quelles que soient les facilités de transport, et quelle que doive être l'abondance du poisson introduit en France, il en sera sans doute toujours ainsi : d'où l'utilité et les avantages de la pisciculture ou multiplication artificielle du poisson d'eau douce ; d'où l'utilité non moins grande de l'application plus complète du code de la pêche fluviale. Le poisson de rivière, qui disparaît, mérite tout autant d'être conservé que le gibier, et plus que le gibier dans l'intérêt du menu peuple et des classes ouvrières qui trouveraient dans la pêche un aliment sain et un passe-temps utile et agréable.

§ 174. — Souvent les moules déterminent de la diarrhée, des coliques, des vomissements, des crampes, une éruption, etc., c'est-à-dire un véritable empoisonnement. On conseille, pour prévenir ces accidents, de laver les moules dans plusieurs eaux et de les assaisonner avec du vinaigre. On y remédie en provoquant immédiatement le vomissement et en administrant des boissons acidulées, telles que l'eau vinaigrée, les eaux de groseilles ou de citron.

§ 175. — On ne saurait trop encourager l'extension qu'a prise, depuis quelques années, l'usage du poisson salé, et notamment des harengs.

§ 176. — Le régime lacté (lait, beurre, fromages frais), dont l'usage est si général à la campagne, est trop peu nourrissant pour des travailleurs ruraux. Les fromages frais et non salés, tels que ceux de Neufchâtel, sont doux, nourrissants et de facile digestion. Les fromages frais et salés, tels que ceux de Brie, de Marolles, qui ont déjà subi un premier degré de fermentation et recouverts de moisissures, sont plus excitants que les précédents. Ceux de Gruyère, de Hollande, de Chester, de Sassenage sont également stimulants, ne peuvent être pris qu'en petite quantité, et ne sont bien digérés que par de bons estomacs. Ceux qui sont mous, salés et fermentés, tel que le fromage de Roquefort, sont en partie décomposés; ils sont essentiellement excitants, ce que démontre la soif vive qu'ils déterminent.

Il faut se mettre en garde contre les fromages trop vieux; beaucoup d'espèces, en vieillissant, acquièrent des qualités vénéneuses et produisent des empoisonnements.

§ 177. — Les œufs frais et légèrement cuits sont une nourriture saine et réparatrice; durs, ils sont d'une digestion très-difficile: mais, s'ils sont bien digérés, ils apaisent la faim pour longtemps. C'est à tort que quelques personnes, atteintes de dévoiement, mangent des œufs durs dans le but de le couper. Elles ne peuvent qu'ajouter à l'irritation, à l'échauffement des intestins dont le flux est l'effet, et on les retrouve souvent intacts et non digérés dans les excréments. C'est l'œuf frais et délayé dans de l'eau sucrée qu'il faut alors employer. Il est évident que l'œuf frais est une substance alimentaire qui contient tous les principes indispensables à la formation des tissus animaux, puisqu'il suffit, sans autre aliment externe, à l'évolution du germe qui, par degrés, se transforme en un petit animal représentant, dans sa composition, les muscles, les tendons, les os, la peau, etc.

DES ALIMENTS VÉGÉTAUX.

§ 178. — Le pain de froment est un de nos aliments les plus précieux, et il est le meilleur de tous les aliments végétaux. Pour que le pain soit salubre, il faut qu'il soit bien levé, c'est-à-dire pourvu d'œils assez grands dans toutes ses parties ; qu'il exhale une odeur agréable qui lui est spéciale, que la mie soit homogène, élastique ; que les œils reparaissent quand on l'a médiocrement pressée ; enfin que la croûte soit dorée, sonore partout. Celui dont la mie est trop compacte, trop épaisse, est essentiellement indigeste.

§ 179. — Le pain dont l'usage est général à la campagne, est fait avec un mélange de farines de blé et de seigle. Son goût est agréable ; il est nourrissant ; mais il ne convient qu'aux estomacs robustes. Souvent il est trop rassis, trop cuit, et si les paysans le digèrent alors fort bien, c'est parce qu'ils ont de bons estomacs et qu'ils ont l'habitude de manger très-lentement.

§ 180. — La farine et le pain de seigle sont la base de la nourriture des habitants des pays où l'agriculture est moins avancée et l'aisance moins générale que chez nous. Dans une partie de la Belgique, de la Hollande, de la Prusse, de l'Allemagne, de la Russie et dans plusieurs autres contrées du nord, l'usage du pain de seigle est très-répandu ; il est d'un goût agréable, nourrissant ; mais beaucoup d'estomacs le supportent mal.

§ 181. — Chacun connaît le seigle *ergoté* ou *seigle noir*, mais ce que l'on ignore généralement c'est que le seigle ainsi altéré est très-vénéneux. L'emploi des farines où il est abondant cause parfois des maladies graves, qui peuvent devenir épidémiques, ainsi qu'on l'a observé en 1814, et plus récemment encore, en 1854 et en 1855, dans les départements de l'Isère, de la Loire, de la Haute-Loire, de l'Ardèche. On reconnaît la présence du seigle ergoté dans la pâte et le pain, aux tâches violettes qu'ils présentent.

§ 182. — Le pain d'orge est encore employé comme nourriture dans plusieurs contrées du nord et dans plusieurs de nos départements, tels que ceux du Loiret, du Cher, de Loir-et-Cher, de l'Indre, de la Creuse, de la Haute-Vienne, de la Vienne. Il est lourd, plus difficile à digérer et moins nutritif que le pain de seigle, et il est nécessaire d'ajouter à la farine d'orge un tiers ou un quart de farine de blé.

§ 183. — Le pain d'avoine dont on ne mange pas en France, est encore usité dans le nord de l'Angleterre et en Ecosse ; et les Ecossais, qui sont très-robustes, lui attribuent une partie de leurs forces.

§ 184. — Le pain de sarrasin ou blé noir est presque le seul dont se nourrissent les départements de la Loire-Inférieure, d'Ille-et-Vilaine, du Morbihan, des Côtes-du-Nord et du Finistère, c'est-à-dire la Bretagne et quelques autres départements limitrophes de la Normandie. C'est un aliment très-riche, et, s'il est indigeste, cela n'est dû qu'à la manière grossière dont il est fabriqué. Les galettes de sarrasin, comme on les fait en Normandie et en Bretagne, valent pour le moins le pain ordinaire de Paris. Ce qui s'explique par ce fait que la graine de sarrasin contient 22 d'azote sur 100 parties, tandis que la graine de froment en contient 21. Il y a de grandes différences entre les diverses farines de blé noir ; et c'est, paraît-il, la plus grossière et la plus noire qui est la meilleure.

§ 185. — Les progrès introduits, depuis quelques années, dans la manipulation des moissons, et notamment la vulgarisation des moyettes, permettent de ne plus craindre de voir des récoltes entières détruites par la germination. Je crois cependant utile de signaler de récentes expériences desquelles il résulte que le grain germé peut être très-facilement employé à faire du pain de bonne qualité. Ces expériences, faites par un professeur d'agriculture distingué, ont appris qu'il suffit de trente grammes de sel pour convertir en bon pain un kilo et demi de farine de seigle germé, qui, sans cette addition, n'aurait donné rien de bon. Elles ont appris de plus que du pain ainsi salé offre sur le pain ordinaire l'avantage de résister énergiquement à la moisissure. Saler la pâte dans la proportion de 120 grammes de sel environ pour six kilogrammes de farine, voilà, d'après ces expériences, le procédé à suivre pour faire du pain salubre avec du grain germé.

§ 186. — Le pain est sujet, dans les campagnes, à des altérations produites par l'acidité que lui communiquent les levains aigres, et par suite du temps trop long qu'on met à le consommer. Sous ces influences, et avec le concours de l'humidité, des moisissures s'en emparent, au point de les rendre insalubres. D'un autre côté, il est important de ne pas le conserver dans un lieu trop sec, pour éviter un dessèchement trop complet. Il paraît, en effet, qu'un pain de deux kilos perd, en un jour de 45 à 77 grammes de son poids, et en deux jours de 80 à 100 grammes.

§ 187. — La mauvaise qualité du pain est une des principales causes, en plusieurs contrées, de l'affaiblissement et par suite de l'appauvrissement des populations rurales, situation déplorable que tous les efforts de la civilisation et de la philantropie éclairée doivent tendre à faire disparaître.

§ 188. — Le riz sert d'aliment aux habitants de la moitié du globe. Il est, la plupart du temps, employé simplement cuit dans l'eau. On prépare aussi avec sa farine, cuite dans du lait ou de l'eau sucrée et aromatisée, des crêmes très-utiles aux convalescents. En mélangeant la farine de riz avec celle de froment, on obtient un pain brunâtre, très-agréable au goût, qui se conserve longtemps frais et qui se digère bien. Le riz est peu nourrissant. On sait le peu de vigueur des populations de l'Asie qui en font presque exclusivement leur nourriture.

§ 189. — Le maïs ou blé de Turquie entre pour une

très-grande part dans l'alimentation de plusieurs départements du midi de la France (Jura, Doubs, Côte-d'Or, les Landes) : mais quoi qu'on ait réussi à rendre sa farine panifiable en l'associant à la farine de blé, on l'emploie peu sous forme de pain. Celui qu'on en fait est sec, croquant : toutefois, on le trouve bon quand on en a l'habitude. C'est sous forme de bouillie et de gâteaux qu'on en fait le plus souvent usage, et ces aliments sont nourrissants et d'un goût agréable.

On attribue à une altération du riz, dûe à la présence d'un champignon parasitaire, une maladie grave, la *pellagre*, assez commune dans certaines contrées de l'Italie, et surtout dans le Milanais et dans le Piémont et dont une forme particulière a été observée, en France, dans le département des Landes.

§ 190. — Les châtaignes fournissent une farine saine et très-nutritive ; elle est la nourriture, une partie de l'année, d'un grand nombre des habitants des départements de la Vienne, de la Haute-Vienne, de la Vendée, des Deux-Sèvres, de la Charente, de la Gironde, du Cantal, de la Dordogne, de la Lozère, de la Corse, etc. Ils les dessèchent au four, et, dans cet état de siccité, elles gardent leur suc, et peuvent être conservées très-longtemps. Pour les manger, on les ramollit dans l'eau et on en fait de la bouillie, ou bien du pain et des gâteaux. La panification de la farine de châtaignes exige malheureusement encore une manutention intelligente et soignée.

Les marrons ne sont que de grosses châtaignes.

§ 191. — Des tentatives ont été faites pour rendre comestible et panifiable une autre fécule, malheureusement remarquable par un principe amer très-désagréable, c'est celle de marron d'Inde. Un chimiste a fait avec un quart de cette fécule et trois quarts de farine de froment un pain excellent ; il est à désirer que le procédé de ce savant soit soumis à de nouvelles expérimentations qui permettent de le généraliser, car la fécule de marronnier d'Inde est extrêmement abondante. Ce procédé consiste à mêler cent kilogrammes de pulpe de marrons avec un ou deux kilogrammes de carbonate de soude : on laisse macérer pendant quelque temps, on lave, on passe au tamis, et on obtient ainsi une farine très-pure.

§ 192. — Dans les conditions actuelles de l'agriculture, un champ planté de pommes de terre rapporte, année moyenne, sept fois plus de matière nutritive qu'un champ pareil ensemencé en blé.'

La pomme de terre, en nature, cuite dans l'eau ou sous la cendre, ou bien assaisonnée avec des matières animales, fournit un aliment aussi sain qu'avantageux, et, il faut le dire, c'est la forme la plus simple et la meilleure d'employer cette utile production. Cependant, bien qu'elle soit un aliment agréable et nourrissant, elle a pourtant besoin d'être complétée par l'usage de la viande et de plusieurs autres substances qui peuvent lui donner ce qui lui manque en matières azotées et grasses, tels que le congre ou anguille de mer, les harengs salés, le maquereau, la limande, la carpe, les haricots, les lentilles, les pois. Unie à un peu de farine de froment, elle donne un pain d'une saveur douceâtre, assez agréable et bien nutritif.

§ 193. — L'addition de quelques centièmes de farine de fèves de bonne qualité dans la farine de froment, peut augmenter un peu la vertu nutritive du pain, sans en altérer sensiblement l'aspect ni la saveur.

DES HERBES POTAGÈRES.

§ 194. — Les légumes encore très-jeunes, tels que les fèves non mûres, les haricots et les pois verts, lorsqu'ils sont bien cuits, sont des aliments excellents ; toutefois, il ne faut jamais en manger beaucoup, et il est bon de les associer avec une certaine quantité de viande. Lorsque ces légumes ont atteint leur maturité complète, leur digestion est, en général, assez difficile ; elle s'accompagne de développement de gaz ; et, lorsqu'on les prend en excès, ils produisent facilement des indigestions dont la répétition fatigue l'estomac.

Les lentilles doivent être assimilées aux légumes dont nous parlons.

La manière la plus saine de manger ces aliments est d'en faire usage à l'état de purée ; à cet état, ils se digèrent avec beaucoup plus de facilité ; ils peuvent être pris en quantité plus considérable et sont assez nourrissants. Les graines des légumineuses constituent, en effet, des aliments plus riches en substances azotées et grasses que les céréales (froment, seigle, orge, avoine, maïs, etc.), et sont un des aliments végétaux les plus complets. Parmi elles, les fèves sont des plus productives et des plus économiques.

§ 195. — La carotte si elle n'est pas jeune, petite et tendre, se digère difficilement. Le navet, moins nourrissant, est aussi peu digestible. Il en est de même du chou qui détermine en outre le développement de beaucoup de gaz.

§ 196. — Les salades sont peu nourrissantes. Les estomacs robustes les digèrent parfaitement, mais elles sont essentiellement indigestes pour les estomacs faibles et pour les convalescents. Elles facilitent la digestion des viandes.

§ 197. — Les radis broyés par de bonnes dents, mâchés avec soin sont un aliment frais et apéritif, c'est-à-dire excitant l'appétit et favorable à la digestion, mais peu nutritif. Le gros radis ou radis noir est un apéritif énergique et un puissant stimulant, mais d'une digestion difficile.

§ 198. — La seule alimentation purement végétale qui satisfasse à toutes les conditions et permette de supprimer les substances animales, est composée de pain et des farineux, c'est-à-dire des céréales, des grains, des légumes secs, de sarrasin, de maïs, de pommes de terre, etc., mais n'oublions pas qu'elle exige de la part du consommateur un vigoureux estomac.

§ 199. — Au nombre des inconvénients des végétaux considérés comme aliments, il en est un dont on ne se doute pas généralement : c'est leur coction toujours difficile et très-souvent incomplète. On y obvie, et on augmente même d'une manière sensible la saveur des légumes, en ajoutant tout simplement à chaque litre d'eau dans laquelle on doit les faire cuire un nouet de linge renfermant 5 grammes de cendre de bois.

DES FRUITS.

§ 200. — Les habitants de nos villages ont trop négligé, jusqu'ici, les bonnes espèces fruitières. Les fruits mûrs exercent une influence favorable sur la santé, en contribuant à varier et à rendre plus agréable la nourriture et en y introduisant des principes sucrés, aromatiques, azotés et salins. Mais il ne faut pas qu'ils servent à remplacer, en grande partie, l'alimentation habituelle. On se trouverait alors conduit à ingérer un volume considérable de ces aliments *aqueux* et plus ou moins acides, pour atteindre l'équivalent nutritif indispensable. Or, les fruits, pris en grande quantité, fatiguent les organes digestifs, ils déterminent des purgations qui, quoi qu'on en dise, diminuent le plus souvent les forces et affaiblissent la santé, et cela précisément au moment où le travail est surtout pénible à la campagne. Des faits nombreux ne laissent aucun doute à cet égard ; je me bornerai au suivant : dans plusieurs localités viticoles de la Côte-d'Or, on avait l'habitude de limiter la nourriture des vendangeurs à un peu de soupe et de pain, supposant qu'ils trouveraient un ample et économique complément dans le raisin qu'ils consommaient à discrétion. On s'aperçut enfin que ce régime alimentaire était insuffisant pour soutenir leurs forces et ne leur permettait d'accomplir que peu de travail. On essaya d'ajouter une ration convenable de viande, et bientôt il fut constaté que, sous l'influence de cette alimentation plus complète et moins volumineuse, leur travail produisait davantage et réalisait une véritable économie.

§ 201. — L'usage des fruits qui ne sont pas arrivés à la maturité a, sur l'homme, les plus fâcheux effets, tels que la diarrhée, la dyssenterie. On a vu (§ 90) que l'usage habituel, quoique non abusif, qu'en font les enfants, détermine bien souvent le développement des vers.

§ 202. — On réaliserait un progrès bien désirable, si l'on parvenait, sans trop de dépense, à conserver les fruits dans les campagnes, de manière à mettre ces conserves économiques à la portée des classes les plus nombreuses. Le prix abaissé du sucre permet d'espérer que ce but sera facilement atteint. Les fruits les plus aqueux, plus ou moins acides, tels que les cerises, les groseilles ou leur jus, les prunes, les abricots, se conservent bien lorsqu'on les a soumis à une cuisson et à une évaporation rapides, en contact avec 25 ou 33 centièmes de leur poids de sucre. Les conserves ou confitures de pommes et de poires sont d'une utilité bien réelle dans l'alimentation. Les poires, les pommes cuites sont des aliments assez nourrissants, d'une digestion facile et que supportent souvent très-bien les estomacs faibles et les convalescents, surtout si l'on y ajoute du sucre.

Les prunes crues, ou desséchées et cuites, sont un aliment digestif, légèrement nourrissant, et, sous ce dernier état, légèrement laxatif.

DES CONDIMENTS.

§ 203. — Les condiments ont pour but de relever la saveur des aliments et de faciliter la digestion.

§ 204. — Les condiments *sucrés* tiennent une place intermédiaire entre les aliments et les assaisonnements. L'usage répété, l'abus du sucre, ne sont pas sans inconvénients : il fatigue et peut irriter l'estomac, il produit des ulcérations de la bouche et le ramollissement des gencives et on admet assez généralement qu'il altère les dents.

Pris isolément, le sucre ne suffirait pas à nourrir l'homme, ni aucun animal ; mais son usage, dans des limites convenables, est une chose avantageuse. C'est, en effet, un des condiments les plus propres à compléter et à améliorer les qualités digestives d'une foule de substances alimentaires, et il en est même que l'on ne pourrait conserver sans lui, et d'autres ne pourraient être prises et digérées sans son goût agréable et son utile stimulation sur l'estomac. Il est donc bien regrettable que la consommation du sucre soit si restreinte à la campagne, qu'on peut la considérer comme nulle pour une grande partie de la population. En Angleterre et en Écosse, elle est, en moyenne, de 16 kilogrammes par individu et par an.

§ 205. — Le sel est indispensable à l'homme : sans lui, la digestion s'effectuerait mal et quelquefois même pas du tout. Cela est si bien démontré que les éleveurs le mêlent à la nourriture de leurs bestiaux pour hâter leur engraissement. Sa privation dans plusieurs provinces de la Russie, dans lesquelles on avait essayé de le supprimer aux serfs, a permis de reconnaître qu'elle détermine la langueur, la faiblesse, la tendance à l'enflure des membres inférieurs, l'appauvrissement et la diminution du sang.

Voici ce qu'on lit, à ce sujet, dans les leçons de physiologie du professeur Bérard : « Des seigneurs russes ayant trouvé que la consommation du sel par leurs serfs était trop coûteuse, et pensant que ce condiment ne servait qu'à rendre les aliments plus agréables, cessèrent tout-à-coup d'en donner. Les effets désastreux de cette mesure économique ne se firent pas attendre : maigreur, faiblesse, dégoût d'aliments, maladie et mort, tel fut bientôt le sort de la misérable population soumise à ce régime; il s'en suivit une grande diminution de travail, et, partant, de revenus; ce que voyant, et sur l'avis d'un médecin qui constata un état de langueur, accompagné de pâleur à la peau, d'infiltration de tout le corps et de production de vers intestinaux, les seigneurs se hâtèrent de rendre le sel à leurs serfs, qui revinrent, au bout de peu de temps, à leur état ordinaire. »

§ 206. — Le sel donne de la force, de la vigueur, il favorise l'embonpoint: il convient donc surtout aux constitutions faibles et délicates ; aux personnes dont le régime est trop végétal, trop farineux, trop oléagineux, et par conséquent à l'immense majorité des campagnards; il doit être l'assaisonnement de tous leurs aliments: c'est l'auxiliaire digestif par excellence de la nourriture grossière du pauvre. « Que le sel, avant tous mets, soit placé sur la table. »

§ 207. — La quantité qu'un adulte doit en consommer en vingt-quatre heures a été estimée de 12 à 30 grammes. Aujourd'hui, en France, la ration du sel du soldat en campagne est de 16 grammes par jour, soit 5 kilos 84 grammes par an. La consommation actuelle, dans la population civile, est évaluée à la dose de 12 à 13 grammes par jour et par individu, et dans les pays où le sel est libre de droits, il s'en consomme deux fois autant que dans ceux où il est imposé. Les populations y sont plus fortes, ainsi que le prouve l'exemple de la Suisse. La quantité de sel ne doit pas aller jusqu'à produire la soif et irriter l'estomac.

§ 208. — La saumure est très-souvent employée dans différentes parties de la France. Les habitants des départements pauvres et montagneux en font usage comme succédané du sel de cuisine. Or, dans certaines circonstances et sous l'influence de causes encore peu connues, elle peut acquérir des propriétés vénéneuses.

§ 209. — Les vinaigres de table sont ordinairement faits avec du vin, et l'on donne en général la préférence aux vinaigres blancs.

§ 210. — On falsifie souvent les vinaigres avec de l'acide sulfurique, qui leur donne une acidité extraordinaire que les ignorants prennent pour un signe de bonne qualité. Voici un moyen commode de reconnaître cette fraude, commune à la campagne : ajoutez un morceau de chlorure de calcium, de la grosseur d'une noisette, dans huit grammes environ de ce vinaigre et faites bouillir le tout : il se formera un trouble dans le vinaigre falsifié avant même qu'il soit refroidi, s'il contient plus d'un millième d'acide sulfurique.

§ 211. — Le vinaigre qui provient de la distillation du bois est moins bien digéré que les vinaigres de vin.

§ 212. — Pris en très-petite quantité, le vinaigre relève le goût des aliments, les rend plus apéritifs et facilite leur digestion, surtout lorsqu'ils sont oléagineux ou qu'ils ont subi un commencement d'altération et tendent à se putréfier. On se rappelle qu'il prévient ou diminue les accidents causés par les moules.

§ 213. — L'abus des condiments acides a pour résultats l'irritation et même l'inflammation de l'estomac, des gastralgies, des dyspepsies opiniâtres, qui amènent un amaigrissement rapide. Avides de se débarrasser d'un embonpoint qu'elles considèrent comme une difformité, de malheureuses jeunes filles, et même des femmes, boivent du vinaigre. Et qui ne pourrait citer des jeunes gens qui se sont livrés à cette fatale manœuvre, dans l'espoir de se faire exempter du service militaire ? Si, parfois, ces différents buts sont atteints, ce n'est qu'aux dépens des maladies chroniques de l'estomac, qui altèrent pour longtemps, sinon pour toujours, la constitution.

§ 214. — Le poivre mélangé avec les aliments stimule les forces digestives. Il est surtout utile pour favoriser la digestion des végétaux et en particulier des choux, des carottes, des navets, etc., mais il faut se défier de son âcreté, si l'on est sujet aux gastrites aiguës et chroniques, aux irritations, aux catarrhes de vessie.

§ 215. — L'ail, l'oignon, la ciboule, la moutarde, etc., n'ont aucun inconvénient, et, employés avec modération, ils sont de bons condiments pour les bons estomacs.

§ 216. — Les assaisonnements huileux, c'est-à-dire les diverses espèces d'huiles et le beurre, ne doivent pas être pris en trop grande quantité, leur digestion étant assez difficile. Mélangés au vinaigre, ils modèrent son action irritante et ce mélange facilite la digestion des salades et de quelques végétaux cuits ou crus et d'un certain nombre de viandes froides.

§ 217. — On emploie encore, comme condiment, dans diverses préparations culinaires, les feuilles de persil, qui, bien que cultivé généralement dans nos jardins, n'en est pas moins quelquefois confondu avec une plante des plus vénéneuses, qui a, avec lui, beaucoup de ressemblance, surtout quand elle est seulement en feuilles. Cette plante qui ressemble tant au persil, et qui pousse, dans beaucoup de potagers, pêle-mêle avec lui, est la petite ciguë ou faux persil. Les caractères distinctifs qui suivent aideront à éviter toute erreur : 1° Les feuilles de la petite ciguë sont très-blanches, celles du persil sont jaunes-verdâtres ; 2° ses fruits sont ovoïdes arrondis, ceux du persil sont allongés ; 3° sa tige est presque lisse et glauque, c'est-à-dire unie, polie et d'un vert-blanchâtre, celle du persil est cannelée, c'est-à-dire creusée de sillons parallèles à la tige et verte ; 4° les feuilles du persil sont deux fois divisées, les folioles ou divisions des feuilles sont partagées en trois lobes en forme de coins et dentées ; la petite ciguë a les feuilles trois fois divisées, ses folioles sont plus nombreuses, plus étroites, aiguës, incisées et dentées ; 5° d'ailleurs, il est un excellent caractère qu'il ne faut pas négliger, c'est l'odeur, qui, dans le persil, est aromatique et agréable, tandis que la petite ciguë, écrasée, donne une odeur vireuse et nauséabonde.

« Le persil mangé cuit ou cru est agréable et profitable

à l'estomac ; même du temps de Galien, il se mêlait avec les laitues pour *contempérer*, par sa *chaleur*, la *froideur* d'icelles, et, par son haut goût, corriger leur insipidité. » Le persil excite l'appétit et favorise la digestion.

Il y a une foule d'autres condiments qui ne figurent que sur la table des riches et aussi inconnus qu'inutiles au village.

DU RÉGIME MIXTE.

§ 218. — « La théorie de l'alimentation des hommes se trouve établie aujourd'hui sur des bases certaines. »

La première condition que doit remplir l'alimentation pour être salubre, c'est d'être complète, c'est-à-dire qu'elle doit réunir ce qui entre dans la composition de nos organes, ce qui est détruit par la respiration, ce qui se perd par les sécrétions et les excrétions. Elle doit donc contenir dans une juste mesure, outre les boissons, les produits comestibles des plantes et des animaux. On a prétendu que « les habitudes et l'énergie digestive que procurent l'air vif et le travail des champs peuvent compenser, en partie, le régime alimentaire grossier des paysans, parce que la quantité supplée, dans les campagnes, à la qualité des aliments, » opinion de savants de cabinet réfutée par la théorie et par l'observation de ce qui se passe tous les jours sous nos yeux, théorie et observation qui démontrent avec toute l'évidence des faits, que si, dans l'alimentation des ouvriers livrés aux travaux des industries rurales, il doit y avoir prédominance de l'un des deux régimes végétal et animal, ce doit être en faveur du dernier. La chimie et la physiologie démontrent, aussi bien que les faits, que sous l'influence d'un emploi considérable de force musculaire, c'est la viande qu'il convient surtout d'augmenter. Augmentez-vous principalement les doses de pain et d'aliments végétaux, il faut en employer un volume si grand qu'il fatigue les organes de la digestion. Les Irlandais, réduits aux pommes de terre, en mangent jusqu'à sept kilos et plus par jour. Il résulte de ce régime l'appauvrissement du sang, l'affaiblissement de la constitution, et par conséquent une somme moindre de travail et de force vive disponible. Aussi, d'habiles ingénieurs anglais, remarquant l'influence si défavorable sur le travail effectif d'un régime alimentaire trop abondant en substances farineuses (pain, pommes de terre, riz), et trop pauvre en substances azotées (viande), comme l'est d'ordinaire celui des ouvriers étrangers à l'Angleterre, ont exigé un changement de régime dans la ration des hommes du continent, des doses convenables de viande, en supprimant l'excès nuisible du pain, etc., et, dès-lors, ils ont pu obtenir de ces hommes la même somme de travail que des ouvriers anglais. La variété manque au régime de l'ouvrier irlandais composé uniquement de pommes de terre, de lait, d'eau ou d'un peu de bière : son volume considérable surcharge l'estomac et les intestins, et force de multiplier les repas. Aussi, à la quantité d'ouvrage qu'exécutent les ouvriers qui le suivent, on pourrait croire qu'ils ont moitié moins de force que les ouvriers anglais, dont la nourriture se compose de viande, de pain blanc, de pommes de terre et de bière ; et ce qui prouve que la nourriture seule est la cause de cette infériorité apparente des ouvriers dans des conditions d'alimentation défavorables, c'est que lorsqu'ils sont habitués à consommer, dans une ration moins volumineuse, une dose convenable de viande, de façon à ce que cette ration *tienne plus longtemps à l'estomac* et nourrisse mieux, ils deviennent capables de doubler leur travail en améliorant leur santé. (Voyez § 200).

Qu'on n'objecte pas que la population rurale est beaucoup mieux nourrie qu'autrefois, ce qui est vrai, car la réponse est facile. Autrefois, le paysan avait un régime plus misérable, il mangeait peu, mais il travaillait moins encore ; tandis que les travailleurs actuels de la terre ne voient qu'un moyen d'arriver : dépenser le moins possible tout en travaillant le plus possible, vivre de privations.

§ 219. — Tout porte à croire que cette nourriture, infiniment trop pauvre en viandes, est une des circonstances qui ont amené dans la population française, et notamment dans la classe agricole, cet amoindrissement, ce rapetissement de la race qui ne paraissent malheureusement que trop certains, et démontrés par la nécessité où l'on s'est vu d'abaisser successivement le minimum de taille exigée pour les conscrits.

§ 220. — C'est surtout dans le nord que le régime végétal est incapable de nourrir suffisamment les hommes de travail. Les Arabes, les Espagnols peuvent vivre, agir et travailler avec une quantité d'aliments qui empêcherait à peine des Anglais de mourrir de faim, et, si dans un grand nombre de nos départements, tels que ceux des Bouches-du-Rhône, du Var, de Vaucluse, de la Drôme, de l'Ardèche, de l'Aude, du Gard, de la Haute-Garonne, de la Haute-Loire, de la Lozère, du Tarn, etc., on voit des ouvriers exécutant de rudes travaux se contenter de pain de froment bis et frotté d'ail, c'est que dans ces contrées le régime peut être peu substantiel et que le blé du midi contient plus de gluten, ou partie essentiellement nutritive que le blé du nord, et du reste il ne viendra à l'esprit de personne que l'énergie des ouvriers méridionaux soit due à leur régime végétal.

Ajoutons que cette nourriture, dans nos départements du midi, n'est que temporaire et que souvent elle est plus chère qu'un mélange de pain et de viande.

§ 221. — La quantité de nourriture doit être en raison directe de l'exercice et de la dépense des forces, et la ration normale pourrait être ainsi composée : pain, 1,000 grammes ; viande, 286 grammes. Aux prix moyens du pain et de la viande, elle ne coûterait guère plus que la ration peu fortifiante ordinaire.

§ 222. — La nourriture ne doit pas être la même

pour tous et doit varier dans une foule de circonstances, telles que l'âge, le sexe, le tempérament, la profession, le climat, et sur lesquelles je crois inutile de m'arrêter.

§ 223. — Il ne suffit pas, pour que l'alimentation remplisse son but, qu'elle présente toutes les qualités que je viens d'indiquer; quelques précautions sont nécessaires pour faciliter la digestion et l'absorption des aliments. Ainsi, à chaque repas, il faut faire usage de liquides en même temps que de solides, et intercaler les liquides entre les aliments. Les liquides délaient la masse alimentaire, facilitent son mélange avec les différentes humeurs sécrétées par l'estomac et les intestins, et la rendent ainsi moins résistante aux actes de la nutrition. Ne boit-on pas, il faut que les organes digestifs suppléent par une plus grande sécrétion à l'absence des liquides, et qu'ils déploient la plus grande énergie pour dissoudre la masse plus compacte et plus réfractaire des aliments. Il est également nécessaire de manger très-lentement, de soumettre les aliments à une mastication et à une insalivation complètes.

§ 224. — C'est une très-pernicieuse habitude que de fumer pendant ou après le repas, car elle entraîne le plus souvent une grande perte de salive, humeur si précieuse pour une bonne digestion, et parce que l'action stupéfiante du tabac peut s'étendre jusqu'à l'estomac et troubler ses fonctions.

§ 225. — Il est prudent de ne jamais sortir de table complètement rassasié.

§ 226. — Lorsqu'on s'est livré à un exercice violent, que la fatigue se fait sentir en même temps que la faim est impérieuse, il est toujours préférable de ne pas la satisfaire immédiatement, car on est alors rapidement rassasié et l'indigestion est assez fréquente. Si la fatigue est très-grande, un peu de sommeil, pris avant de se mettre à table, facilite la digestion.

DES BOISSONS.

§ 227. — Le sang, privé d'une partie de sa sérosité par les perspirations cutanée et pulmonaire, par les urines et les selles, etc., a besoin d'être continuellement délayé par l'introduction de parties aqueuses qui tempèrent son activité. Un homme doit consommer, par jour, suivant la température, l'exercice ou le travail auquel il se livre, de un à deux litres d'eau, quelquefois davantage, sous une forme quelconque.

§ 228. — Les boissons n'ont pas seulement pour rôle d'étancher la soif, en réparant nos pertes liquides, elles doivent encore faire partie de notre régime alimentaire.

§ 229.— Posséder des eaux potables de bonne qualité, est une des premières nécessités de la vie ; on n'en sent tout le prix que lorsqu'on en est privé.

§ 230. — L'eau doit être limpide, fraîche, sans saveur désagréable et sans odeur. Elle doit dissoudre le savon et bien cuire les légumes secs. Les eaux que l'on doit préférer sont celles des sources, des rivières et les eaux pluviales.

§ 231. — Celles des puits sont le plus souvent *crues*, *séléniteuses* ou *gypseuses*, c'est-à-dire contiennent de fortes proportions de substances minérales et surtout de sulfate de chaux (plâtre) : elles décomposent le savon sans le dissoudre, et ne cuisent pas les graines sèches des légumineuses (haricots, fèves, pois, lentilles). Elles sont généralement insalubres et très-sensiblement défavorables à la santé. Assez souvent même, l'eau des puits percés dans des terrains calcaires, prise le matin à jeûn à la dose d'une ou de deux verrées, agit comme laxative. Elles contiennent aussi du bi-carbonate de chaux qui agît d'une manière analogue, mais plus lentement. L'eau du puits de Grenelle, près de Paris, dont la quantité s'élève à 1,100 mètres cubes par jour, fournit annuellement 59,860 kilogrammes de matières minérales. On reproche encore à l'eau de puits de n'être pas assez aérée et d'avoir souvent une odeur désagréable, provenant de l'altération de matières organiques. L'eau des puits artésiens, à composition égale, est meilleure que celle des puits ordinaires, parce qu'elle se renouvelle rapidement.

Les substances minérales, le plâtre, ce qu'on appelle sélénites, sont quelquefois dans un état si parfait de dissolution dans l'eau que sa transparence n'en est même pas troublée, et qu'elle conserve toutes les apparences de la bonne qualité. Il y a là un danger d'autant plus grave qu'on ne le soupçonne pas.

§ 232. — On rend les eaux chargées de sulfates propres au savonnage, et même potables, en y faisant dissoudre un gramme par litre de carbonate de soude (soude du commerce, sel de soude) : seulement elles restent un peu laxatives et amères. Celles qui contiennent une grande quantité de carbonate de chaux, doivent être soumises à l'ébullition pendant quelques minutes, et elles ont besoin d'être aérées. On laisse ensuite reposer le liquide et on décante l'eau limpide.

Il faut avoir grand soin d'éloigner les puits des mares, des fumiers et des purins, dont les infiltrations corrompraient l'eau.

§ 233. — Enfin, il ne faut recourir à l'eau des puits que faute d'eau de sources, de rivière ou de pluie.

§ 234. — L'eau de pluie est celle qui approche le plus de l'état de pureté. Il convient de ne pas recueillir celle des premières ondées, parce qu'elle se charge de matières étrangères qui sont dans l'air et sur les toits.

§ 235. — L'eau de source est encore de l'eau de pluie qui, après avoir filtré à travers les terres, reparaît à la surface. Ses qualités varient en raison des terrains qu'elle a traversés. Elle ne contient pas toujours assez d'air ; elle est parfois saturée de sels de chaux, et même chargée de substances vénéneuses. Elle redevient potable quand elle a été exposée quelque temps au contact de l'air et quand elle a pu déposer l'excès des substances minérales qu'elle contient. Elle est donc *plus saine*, prise à une certaine distance de la source, qu'à la source même.

§ 236. — Les eaux de *drainage* sont généralement très-bonnes pour les usages domestiques. Dans beaucoup de localités, en Angleterre surtout, ces eaux alimentent les fontaines et les abreuvoirs nécessaires au service de fermes importantes et même de villages entiers. Cela n'a rien qui doive surprendre, puisque les sources naturelles ne sont autre chose, comme les eaux de drainage, que le produit de l'infiltration de l'eau pluviale à travers des couches plus ou moins profondément situées à la surface du globe.

§ 237. — L'eau qui provient de la fonte des neiges ou des glaciers a été accusée de produire le goître et le crétinisme; mais cela n'est pas prouvé, car dans beaucoup de localités où l'on fait usage de cette eau, ces maladies n'existent pas : mais elle est insipide, fade, lourde, et se digère difficilement parce qu'elle n'est pas suffisamment aérée.

§ 238. — Des faits nombreux démontrent l'influence malfaisante qu'exerce sur la santé publique l'usage des eaux des lacs, des marais, des étangs, des tourbières. « *Toutes* les maladies peuvent naître sous leur fâcheuse influence. » On cite notamment l'eau croupissante d'un étang qui causait, entre autres effets, la mort des poissons et une affection dartreuse. Ces eaux tiennent en dissolution des débris organiques et des gaz méphitiques, et telle est l'influence de ces gaz et de cette matière organique particulière, que, pour n'en citer qu'une preuve, des moutons que l'on avait frictionnés avec de la vapeur d'eau recueillie dans l'atmosphère des marais et auxquels on avait fait boire de l'eau de ces marais, furent atteints de la maladie appelée hydrohémie ou cachexie aqueuse.

§ 239. — L'eau de certaines mares peut aussi produire de graves accidents. Dans un village de l'arrondissement de Senlis (Oise), se trouvait, devant une ferme, une mare qui n'avait jamais été curée : les bestiaux et les volailles y excrémentaient en y allant boire. En deux jours, par un temps de chaleur, tous moururent du charbon. (§ 270).

§ 240.—Toutes ces eaux constituent donc une boisson funeste, susceptible de se corrompre par la fermentation, irritante et qui corrode l'estomac. Leur usage mine sourdement la vie, il l'empoisonne, et les plus robustes constitutions n'en évitent pas les effets.

On relègue à peu près généralement aujourd'hui parmi les préjugés les plus absurdes l'opinion que l'eau bourbeuse est la meilleure pour le gros bétail, et que le cheval préfère l'eau trouble à l'eau propre et claire. Le goût que les bestiaux manifestent pour l'eau de mare ne prouve pas qu'elle soit saine : il tient à ce que les substances minérales qu'elle contient lui donnent une forte saveur. D'ailleurs, les animaux qui ont ce goût sont l'exception : la plupart n'acceptent que le moins possible de cette eau.

§ 241. — Les eaux stagnantes qui ont servi au rouissage du lin et du chanvre, sont tout-à-fait impropres à la consommation. (§ 13).

§ 242. — Lorsque l'eau a été soumise à l'ébullition, l'air et les gaz qu'elle contient se sont dégagés en grande partie, elle paraît sans saveur, lourde à l'estomac, lors même qu'elle est refroidie. C'est donc un tort de faire bouillir les tisanes avant de les administrer, et l'eau qui sert à la préparation des boissons. L'eau qui a bouilli doit être aérée avant d'être employée, et un moyen simple d'aération est de la faire tomber en nappes minces d'un vase dans un autre à plusieurs reprises. On peut arriver au même résultat en la battant avec une verge de bois.

§ 243. — Si une eau possédant d'ailleurs toutes les autres qualités, manquait de limpidité, si, de plus, les matières qui la rendent trouble n'étaient autre chose que des sables fins, plus ou moins argileux, il suffirait pour la clarifier de la laisser reposer pendant quelques heures. Les matières qui la troublent se déposeraient au fond du vase ou du réservoir qui la contiendrait.

§ 244. — Si l'on n'a à sa disposition que de l'eau à laquelle la fraîcheur fait défaut, c'est-à-dire si sa température est trop élevée, il suffit de l'abandonner pendant quelque temps à l'ombre dans un lieu frais.

§ 245. — Si l'on est forcé de faire usage des eaux des marais, des lacs, des étangs, etc., il faut, avant de s'en servir, les faire bouillir et les aérer. On les débarrasse ainsi des gaz méphitiques et des débris organiques qu'elles tiennent en dissolution. Dans ces cas, la chaux est aussi considérée comme un très-bon agent de désinfection.

§ 246. — Quant aux eaux de mares, si l'on était réduit à la nécessité de les employer, on pourrait encore combattre la corruption de ces eaux et les rendre même, jusqu'à un certain point, favorables à la digestion des hommes et du bétail, en parementant, et en pavant les mares avec ce qu'on nomme du *machefer*, soit celui qui sort de la forge du maréchal, soit celui qui provient des exploitations de fer si fréquentes en France. Tous ces résidus ou fragments, encore riches en minerai, ont le double avantage de ne pas produire de boue sous le pas des bestiaux et de *rouiller* ou rendre l'eau ferrugineuse, et, par conséquent, tonique et plus digestive.

Les bestiaux ne devraient même pas pénétrer dans les mares, ou du moins devraient-ils avoir leur accès particulier, entouré d'un barrage et éloigné du point où l'on puise l'eau pour les usages domestiques.

§ 247. — La filtration par le charbon ou par le sable est encore un moyen facile de désinfecter ces eaux insalubres, sinon de les purifier complètement. A cet effet, on perce de petits trous le fond d'un tonneau et on recouvre ce fond de couches de charbon inégalement fines, en ayant soin de placer sur les trous la plus grossière et la plus fine la dernière. On verse ensuite l'eau dans le tonneau avec précaution, pour ne pas déranger les couches de charbon. Au lieu de placer le tonneau verticalement, on peut l'incliner et même le coucher entièrement. Sa position est indifférente, pourvu que l'eau traverse le charbon. On admet que 100 kilogr. de charbon peuvent purifier 2,000 hectolitres d'eau corrompue. Au lieu de charbon on peut employer du sable. On met sur le fond percé du tonneau du gravier surmonté de sable fin. Le charbon purifie mieux que le sable. On emploie quelquefois des couches alternatives des deux substances.

§ 248. — Les distilleries de jus de betteraves, de mélasse, les sucreries, emploient d'énormes quantités d'eau qu'elles écoulent sous forme de *vinasses*. Ces eaux se répandent soit directement dans les rivières, soit dans les petits cours d'eau, soit dans les fossés. Ces vinasses exhalent des odeurs fétides qui incommodent les populations au plus haut degré, et non seulement l'air est profondément vicié par ces émanations insalubres, mais les eaux sont partout infectées et rendues impropres aux usages domestiques. Elles peuvent s'infiltrer jusque dans les puits.

L'eau qui a servi au lavage des fécules, à l'extraction de la fécule de pommes de terre, par exemple, acquiert au bout de quelque temps une odeur infecte et n'est pas potable.

Celle qui provient des papeteries, des blanchisseries, des ateliers où l'on lave les laines, est aussi malsaine.

Les produits des usines à gaz peuvent aussi infecter les eaux. Je me souviens, dit un hygiéniste distingué, qu'il y a quelques années on laissa arriver dans la Seine, auprès du pont des Arts, les eaux d'une fabrique de gaz. Les environs du point où tombait ce liquide infecté furent, pendant plusieurs jours, couverts d'une prodigieuse quantité de poissons morts. D'autres industries sont encore des causes d'infection des eaux, et un certain nombre de localités sont privées d'eaux potables parce que leurs rivières et leurs cours d'eau sont ainsi transformés en véritables égoûts.

Cette question est une des plus importantes de l'hygiène publique.

§ 249. — Toutes ces eaux constituent d'excellents engrais qu'il est déplorable de voir perdre. Dans le voisinage des féculeries, des sucreries et des distilleries, il faut bien se garder de perdre les eaux et les résidus liquides, car ils contiennent tout ce que la pomme de terre ou la betterave a tiré du sol, la fécule qu'on leur a enlevée se composant seulement d'eau et d'aliments empruntés à l'atmosphère. Les eaux des routoirs ont aussi des vertus très-fertilisantes.

Il en est de même des eaux *ammoniacales* et chargées de sels qui s'échappent des usines à gaz (§ 16). Les eaux de lessive ont aussi un pouvoir fertilisant précieux. Il convient de les étendre d'eau...

Quand donc le cultivateur comprendra-t-il que toutes ces matières perdues, dont la décomposition produit des émanations si préjudiciables à la santé publique, pourraient accroître ses ressources, s'il en faisait un judicieux usage pour fertiliser ses terres?

§ 250. — On trouve dans les auteurs un certain nombre d'exemples d'individus qui ont été gravement malades et en danger de mort pour avoir avalé, avec l'eau des étangs, des lacs, des fossés, des mares, des citernes et des ruisseaux, des lézards, des vers, des grenouilles et des sangsues. Les sangsues, avalées ainsi, sont une cause fréquente d'accidents en Algérie. On les combat par l'emploi de l'eau salée et de la fumée de tabac que l'on fait pénétrer jusque dans l'estomac.

§ 251. — Mais l'eau la plus pure, lorsqu'elle n'est pas employée dans un court intervalle de temps, s'altère spontanément par la fermentation putride de la matière organique qu'elle contient. Dans les plaines on recueille et l'on conserve souvent dans des tonnes en bois l'eau qui tombe sur les toits. Dans ces réservoirs, l'eau se corrompt vite et devient rapidement insalubre, sous l'influence de la chaleur. Les propriétés antéputrides du charbon sont encore précieuses alors pour conserver à l'eau sa pureté. Il faut carboniser l'intérieur des tonnes, comme cela se pratique pour les tonneaux destinés à contenir l'eau. Dans les voyages de long cours, il est en outre nécessaire de renouveler, aussi souvent que possible, surtout l'été, l'eau qui a été recueillie et conservée dans ces vases. Les vases de gré sont préférables à ceux de bois, de même que les tuyaux de fonte, enduits d'un vernis convenable, sont préférables aux tuyaux en plomb.

§ 252. — Certaines eaux pluviales ont, sur le plomb métallique, une action très-énergique et cela en moins d'une minute. Cette sorte d'action corrosive se continue lentement et produit dans les tuyaux de conduite un dépôt considérable. Un assez grand nombre de ces eaux essayées en Angleterre, après avoir séjourné dans des réservoirs ou dans des tuyaux de plomb, contenaient des quantités notables d'oxyde de ce métal. Il faut donc bien se garder d'employer de pareils conduits ou réservoirs, car l'eau y deviendrait promptement vénéneuse, ainsi que l'attestent des milliers de faits, parmi lesquels je choisirai celui-ci : plusieurs phénomènes d'intoxication saturnine, à divers degrés, s'étant déclarés au château de Claremont, près de Londres, chez les princes de la famille d'Orléans et chez toutes les personnes de leur maison, on constata qu'ils étaient dûs à l'eau employée aux usages alimentaires et qui arrivait légèrement chargée d'oxyde de plomb. Les tuyaux métalliques étant, en effet, supprimés, tous les accidents cessèrent.

§ 253. — On s'est assuré aussi que l'eau de rivière, en contact avec du zinc, avait dissout une partie de ce métal qui s'oxyde promptement au contact de l'humidité. Cette couche d'oxyde est très-mince : mais comme c'est une substance dont l'action est énergique, il ne

BIBLIOTHÈQUE NATIONALE R.F. IMPRIMÉS

faut pas négliger de tenir très-propres les vases de zinc.

§ 254.— Bien des communes et des habitations rurales n'ont ni eau de source, ni eau de rivière; d'autres n'ont que des puits très-profonds et n'obtiennent de l'eau qu'à grands frais, ou l'eau des puits ne réunit pas les qualités de sanité désirables. On peut affirmer, en effet, que presque tous les puits à la campagne, placés dans un endroit déclive et creusés dans un terrain souillé, ne sont que des réservoirs d'eaux imprégnées d'ordures. Beaucoup de localités sont même réduites à se servir d'eau de mares. Ces communes ont donc recours à l'eau du ciel et en manquent souvent; non pas que l'eau du ciel soit insuffisante, mais parce qu'on la recueille ou qu'on la conserve mal. A Paris, la quantité de pluie qui tombe dans une année, sur la surface du sol, y formerait, si elle y restait entièrement sans être absorbée, une couche d'environ 57 centimètres d'épaisseur, à Marseille de 58, à Abbeville de 85, à Rouen de 91, à Lyon de 99, à Cherbourg de 128, à Metz de 70, à Cambrai de 64, à Toulouse de 61, à Aurillac de 110, à Caen de 70, à Bruxelles de 76. Un hectare en recevrait 6,000 mètres cubes.

Or, dans toute commune, si petite et si pauvre qu'elle soit, la superficie des toits pour doter les réservoirs d'eau ne saurait jamais manquer, même pour la dimension la plus considérable, elle ne manquerait pas non plus dans les fermes et les habitations rurales, et les citernes sont, dans ces cas, le meilleur mode de conservation de l'eau.

§ 255. — Il y a longtemps que l'on a proposé de substituer à l'usage des mares celui des citernes dont les eaux sont si salubres quand elles sont bien faites, et dont on se sert universellement dans toute l'Asie. On remplacerait ainsi l'eau des mares trop souvent infecte et dont les dangers ont déjà été signalés. Les citernes pourraient, en outre, servir pour les bestiaux et l'on conjurerait par là une des causes les plus efficaces de certaines épizooties, car l'ignorance seule peut soutenir, répétons-le sans cesse, qu'une eau boueuse et infecte est favorable plus que toute autre à l'entretien des animaux.

§ 256. — Quoiqu'il n'entre pas dans le cadre de ce manuel de traiter de la construction des citernes, je vais cependant transcrire la façon dont sont établies celles de Venise qui en renferme 2077, dont 177 sont publiques. Leur usage a obtenu l'approbation des personnes les plus compétentes, et comme il ne s'est pas encore vulgarisé en France, et qu'il est inconnu à la campagne, ces détails seront peut-être lus avec quelque profit.

On creuse le sol jusqu'à environ trois mètres de profondeur, les infiltrations de la lagune empêchent d'aller plus avant. On donne à l'excavation la forme d'une pyramide tronquée dont la base regarde le ciel. On maintient le terrain environnant à l'aide d'un bâti en bois de chêne ou de larix (espèce de pin), s'appliquant sur le sommet tronqué, aussi bien que sur les quatre côtés de la pyramide. Sur le bâti en bois, on dispose une couche d'argile pure, bien compacte et bien liée, et dont on unit la surface avec le plus grand soin. L'épaisseur de cette couche est en rapport avec la dimension de la citerne : dans les plus grandes, elle n'a pas plus de 30 centimètres. Cette épaisseur est suffisante pour résister à la pression de l'eau qui sera en contact avec elle, et aussi pour opposer un obstacle invincible aux racines des végétaux qui peuvent croître dans le sol environnant. On regarde comme très-important de ne point laisser de cavités où l'air puisse se loger. Au fond de l'excavation, dans l'intérieur du sommet tronqué de la pyramide, on place une pierre circulaire creusée au milieu en fond de chaudron, et on élève sur cette pierre un cylindre creux du diamètre d'un puits ordinaire, construit avec des briques sèches bien ajustées, celles du fond seulement étant percées de trous coniques. On prolonge ce cylindre jusqu'au dessus du niveau du sol, en le terminant comme la margelle d'un puits. Il y a ainsi un grand espace vide entre le cylindre qui se dresse du milieu de l'excavation pyramidale et les parois de la pyramide revêtues d'une couche d'argile reposant sur le bâti de bois. On remplit cet espace avec du sable de mer bien lavé. Avant de couvrir le tout avec le pavé, on dispose, aux quatre angles de la base de la pyramide, une espèce de boîte en pierre, fermée par un couvercle également en pierre et percé de trous. Ces boîtes appelées *cassettoni*, se lient entre elles par un petit canal de briques sèches reposant sur le sable. Le tout est recouvert, enfin, par le pavé ordinaire qu'on incline dans le sens des quatre orifices des angles des *cassettoni*. L'eau recueillie par les toits entre par les *cassettoni*, pénètre dans le sable à travers les jointures des briques des petits canaux et vient se rassembler en prenant son niveau au centre du cylindre creux, dans lequel elle s'introduit par les petits trous coniques pratiqués au fond.

Une citerne ainsi construite et bien entretenue donne une eau très-limpide et la conserve parfaitement jusqu'à la dernière goutte.

Or, partout où il y a un toit, il y a moyen de recueillir l'eau de pluie; partout il y a du sable, de la pierre, de l'argile, des briques. Il faut seulement que l'argile soit bien liée, que le sable soit bien pur, bien lavé; s'il contenait de la terre, il fournirait à l'eau des principes fermentescibles; il faut, en outre, que ce sable soit bien isolé du terrain environnant par l'argile. Ces conditions, on le voit, sont faciles à remplir, et quand on songe à une foule de localités où l'on ne peut obtenir de l'eau qu'à grands frais et d'une manière insuffisante, on comprend que le bienfait d'une citerne y serait bien placé.

§ 257. — Les citernes devront être, au moyen de voûtes ou de planchers, fermées presque complètement, afin que la chaleur solaire n'y pénétrant que difficilement n'active pas l'évaporation de l'eau. Selon d'autres, au contraire, l'eau doit être exposée librement au contact de l'air, car elle s'altère lorsqu'elle en est privée. Il semble facile de concilier ces deux opinions dans la pratique et de soustraire l'eau à l'action directe du soleil tout en permettant à l'air de circuler dans la citerne.

§ 258. — L'ingestion de l'eau froide, lorsque le corps est en sueur, n'a quelquefois pour résultat qu'une véritable sensation de bien-être ; mais ces cas sont rares, et souvent il en résulte à l'intérieur des congestions ou fluxions, des inflammations qui se manifestent par des vomissements, la diarrhée, la dyssenterie, le choléra, l'hydropisie, l'hémoptysie, la bronchite, et parfois par des accidents nerveux, des syncopes, la mort subite. Un moissonneur, brûlé par l'ardeur du soleil, but plusieurs verrées d'eau froide et tomba mort peu après. Un jeune homme avait été pendant plusieurs heures occupé à une partie intéressante ; peu après que le jeu fut fini, il s'assit par terre, hors d'haleine et couvert d'une sueur abondante : dans cet état, il se fit apporter une cruche d'eau froide qu'on venait de tirer d'un puits. Il resta pendant quelques minutes la cruche à la main, mais dès qu'il eût repris haleine, il but tout d'un trait une grande quantité d'eau. Il porta aussitôt la main à son estomac et se pencha en avant, sa figure devint pâle, sa respiration très-difficile et au bout de quelques minutes il expira. Différents moyens avaient été employés pour le soulager, mais en vain.

Ces effets de l'eau froide sont tellement vulgaires qu'il est de précepte de ne jamais donner immédiatement à boire aux chevaux lorsqu'ils rentrent épuisés de fatigue et de chaleur, dans la crainte de leur causer des tranchées connues sous le nom de *coliques rouges*.

§ 259. — Contre ces accidents qui se bornent, le plus souvent, à de simples coliques avec diarrhée, l'emploi des boissons chaudes et du laudanum de Sydenham, à la dose de trois ou quatre gouttes, de deux heures en deux heures, est ce qui convient le mieux. Pour les prévenir, il suffit de mêler à l'eau : du vinaigre, de l'eau-de-vie, du vin, du cidre et même du sucre.

Il est encore recommandé, pour éviter les effets de l'eau froide, de boire à petites gorgées, de garder quelque temps le liquide dans la bouche avant de l'avaler et de prendre, avant de boire, un peu de pain, de biscuit, de sucre, etc.

§ 260. — C'est une erreur de croire que l'eau froide soit le meilleur moyen d'apaiser la soif. Elle n'excite pas assez la sécrétion de la salive qui arrose la bouche et la gorge.

§ 261. — Les boissons les plus convenables sont celles qui réunissent, dans une juste proportion, les principes stimulants et l'eau qui les dissout. Il est bon qu'elles soient chargées en même temps d'une plus ou moins grande quantité de matières nutritives. Ces qualités doivent surtout se trouver dans celles dont fait usage la population rurale, parce qu'elle se livre à de rudes travaux musculaires, qui font diversion aux forces de l'estomac et parce que ses aliments sont difficiles à digérer par suite de leur résistance et de leur volume trop considérable. Cette population doit donc faire usage de boissons fermentées.

§ 262. — Il serait au moins inutile de faire l'éloge de l'action bienfaisante du vin aux habitants de la campagne. Dans les pays viticoles eux-mêmes, les paysans ne boivent ordinairement que de la *piquette* (boisson acidulée qui s'obtient en ajoutant de l'eau sur le marc de raisin, après que l'on a retiré le petit vin), ou les vins qu'ils boivent sont de médiocre qualité, comme ceux du centre de la France et de tout le nord. Tels sont encore ceux des départements de Seine-et-Oise, de Seine-et-Marne, de l'Aisne, de la Seine, de l'Oise. Ces vins sont fort mauvais, fatiguent rapidement l'estomac et donnent souvent lieu à la diarrhée. Pris en assez grande quantité pour causer l'ivresse, ils occasionnent un assoupissement, suivi d'indigestion, qui se termine par des vomissements aigres. Les vins à la campagne sont souvent falsifiés.

CIDRE.

§ 263. — En France, treize départements fabriquent le cidre en grand, ce sont : le Calvados, la Manche, l'Orne, l'Eure, la Seine-Inférieure, l'Oise, les Côtes-du-Nord, l'Ile-et-Vilaine, le Morbihan, la Somme, la Sarthe, l'Aisne et Seine-et-Oise. On en fabrique encore dans vingt-trois autres, mais en quantité beaucoup moins considérable. On peut porter à plus de quarante millions la valeur en argent du cidre produit annuellement dans les cinq premiers départements composant l'ancienne Normandie. Un pareil produit est une richesse pour un pays, et il semble que pour la conserver, en même temps que pour avoir une boisson saine et agréable, les cultivateurs devraient y apporter tous leurs soins; il n'en est malheureusement pas toujours ainsi, et la fabrication du cidre, dans nos campagnes, n'est rien moins qu'entourée des précautions convenables ; on néglige une foule de soins dont l'oubli influe d'une manière fâcheuse sur la qualité de la boisson : d'où l'indication des quelques renseignements qui suivent.

§ 264. — Le sucre étant l'élément principal de la fermentation alcoolique, il est évident que plus les pommes en contiendront, plus elles seront douces et agréables au goût, et plus, par conséquent, le cidre qu'elles fourniront sera généreux : c'est donc une erreur de croire que les pommes dites à *couteau* sont impropres à donner de bon cidre, d'ailleurs on sait par expérience que du cidre fait avec des pommes de *reinette*, de *calville* et autres que l'on mange sur nos tables est d'excellente qualité.

§ 265. — Les pommes précoces, dites pommes *tendres*, donnent un cidre clair, assez agréable, mais peu riche en alcool et se conservant à peine un an. Les tardives, ou pommes *dures*, au contraire, produisent un cidre plus spiritueux et plus durable et qui se conserve 2, 3, 4 ans et plus.

Le cidre fait avec des pommes *aigres* ou *acides* est sans force, d'une saveur peu agréable ; il se noircit, se *tue*. La nécessité ou la disette des autres espèces doivent seules déterminer à s'en servir. Les pommes *douces* fournissent un cidre clair, tant qu'il est sucré, mais qui devient amer et peu alcoolique. Les pommes *amères* ou aigres donnent un jus qui fermente longuement et qui produit un cidre généreux et susceptible d'une longue conservation.

§ 266. — L'expérience a démontré qu'on ne peut, en général, obtenir de bon cidre d'un même *solage* ou d'une seule espèce de pommes. On doit mélanger les espèces de manière à neutraliser les défauts des unes par les qualités des autres.

§ 268. — La récolte des pommes est une opération très-importante, et la qualité du cidre dépend presque autant des soins donnés à la récolte que de la manière de faire le cidre.

Récoltez par un temps sec et par un beau soleil, de dix heures du matin à six heures du soir : c'est de rigueur, car les fruits qu'on rentre mouillés noircissent et pourrissent rapidement.

Pour les détacher de l'arbre, secouez les branches avec les pieds et les mains : la plupart des pommes tombent ainsi très-facilement. Pour faire tomber les autres, ne gaulez pas avec violence et à tort et à travers; car, outre que vous casseriez les bouts des branches et les bourgeons, vous meurtririez les fruits et les fruits meurtris pourrissent promptement et excitent la fermentation dans le tas. Voulez-vous avoir d'excellent cidre? Attendez, comme on le fait dans l'île de Jersey, que les pommes tombent d'elles-mêmes.

§ 269. — Les fruits abattus doivent être recueillis

selon leur espèce. Lorsqu'on les réunit en trop grande masse, pratique encore trop répandue, la chaleur devient trop considérable au centre des tas, et alors, au lieu d'une simple réaction favorable dans les principes des fruits, il se produit une altération complète ou *blossissement* qui fait disparaître le principe sucré et ne permet plus d'obtenir des fruits blets qu'un liquide plat, coloré par le parenchyme (substance du fruit) qui s'y trouve dans un état de division extrême, fournit une lie abondante et passe très-promptement à l'aigre. C'est dans ces cas qu'il est particulièrement utile de soutirer le cidre. Il vaut mieux conserver les pommes sous des hangards qu'à l'air libre. Pour les garantir de la gelée, il faut couvrir les tas avec de la paille et des draps mouillés. La gelée détériore entièrement les fruits.

§ 269. — L'usage, malheureusement encore trop suivi dans les campagnes, de laisser les fruits pourris dans le pressage, n'est qu'un préjugé condamné par la théorie et la pratique : le blossissement diminuant la quantité du sucre, le jus de pareils fruits n'a plus qu'une saveur fade et détestable ; il gâte le jus des bons fruits et empêche le cidre de s'éclaircir. Tout prouve que l'infériorité de beaucoup de cidres est due, en grande partie, à l'emploi de fruits gâtés ou pourris.

§ 270. — Dans beaucoup de localités c'est l'eau de mare qu'on emploie dans la fabrication du cidre. Presque partout les mares sont dans l'état le plus déplorable, elles sont trop rapprochées des bâtiments, elles reçoivent les égoûts des fumiers et les infiltrations des purins et de toutes les substances qui se pourrissent dans les environs à la surface du sol. Non garanties des approches des animaux de basse-cour, elles sont salies par leurs excréments ; les feuilles des arbres, des débris de tout genre y tombent et s'y décomposent : aussi les eaux de ces mares, très-rarement curées, ne sont-elles, à proprement parler, que des lessives chargées de matières végétales et animales. Elles sont constamment louches, colorées, odorantes, d'une saveur forte, très-souvent elles se couvrent de végétation et reposent sur une vase plus ou moins épaisse qui entretient un foyer de corruption. Beaucoup de cultivateurs sont convaincus fermement que ces sortes d'eau sont plus favorables que les eaux limpides et pures à la macération des marcs, à la fermentation des jus et qu'il en faut moins pour faire sortir le suc des cloisons du fruit. Sans doute les eaux des mares bien entretenues, fréquemment curées et qui sont à l'abri des causes d'infection sont préférables, pour la fabrication du cidre, aux eaux de puits, parce qu'elles contiennent moins de sels calcaires ; mais c'est une erreur funeste que d'attribuer les mêmes qualités à celles des mares pourries, car la plupart des matières que contiennent ces eaux ne sont pas volatiles, ni susceptibles de disparaître par la fermentation des moûts de pommes. C'est aux gens instruits, aux propriétaires éclairés à réunir leurs efforts pour déraciner cette croyance absurde.

§ 271. — Le cidre est sujet à plusieurs altérations ; voici quelques procédés propres à prévenir, détruire ou au moins diminuer ces *maladies*.

Une petite couche d'huile, couvrant constamment le cidre dans les fûts en vidange, empêche l'acidité de se développer. Un litre ou deux d'huile suffisent pour un tonneau de seize hectolitres. Cette dépense bien minime permettra d'avoir une boisson agréable et saine jusqu'au dernier verre.

Lorsque les fruits ne mûrissent pas bien, la richesse en sucre ne se complète pas : le jus reste visqueux et les boissons sont troubles, signe certain d'une mauvaise fermentation. On peut alors avec avantage ajouter dans le moût nouveau du tartrate de potasse ou sel végétal dans la proportion de cent grammes par hectolitre. Le sel aura été dissous dans un peu d'eau.

Il est très-difficile de bonifier les cidres devenus aigres, par suite de l'habitude de tirer chaque jour au même tonneau, ainsi que ceux devenus *filants* et gras et ceux qui sont troubles. Pour rétablir les cidres qui se *tuent* par suite de la malpropreté des futailles ou de l'eau employée, il suffit d'ajouter trente grammes d'*acide tartrique* par hectolitre; le cidre reprend tout-à-coup sa belle couleur : l'acide tartrique ne coûte pas plus de 15 à 20 centimes par chaque trente grammes. Si cette maladie tient à ce que les pommes ont été récoltées sur un terrain ferrugineux, et contenant ainsi une certaine quantité d'oxyde de fer, il suffira d'ajouter, par hectolitre, 40 grammes de *sulfate de chaux* ou 88 grammes de *sulfate de soude*, sels qui sont d'un prix très-bas.

Après avoir introduit ces matières dans le tonneau, on agite avec un bâton pour faciliter la dissolution et l'on bouche hermétiquement. Le souffrage des tonneaux agit de la même manière que les sulfates, et l'addition d'une petite quantité de *poiré* agit dans les mêmes cas, de la même façon.

§ 272. — Il faut avoir grand soin de ne pas se servir de robinets, ni de tuyaux en plomb pour soutirer et transvaser le cidre qui contracterait des propriétés vénéneuses. Les robinets en bois ou en étain et les tuyaux en cuir sont les seuls dont on peut se servir.

§ 273. — Le cidre, lorsqu'il est bien paré, c'est-à-dire lorsqu'il est limpide, d'une belle couleur d'ambre, sans acidité, ni fadeur, constitue une boisson saine, agréable et suffisamment alcoolisée, puisqu'il contient 9,87 pour cent d'alcool. Il produit la plupart des effets du vin, quoique avec moins d'énergie. Comme le vin et la bière, il possède les qualités nutritives désirées. Aussi les habitants des pays qui en font un usage habituel, tels que ceux du nord-ouest de la France, de plusieurs cantons suisses, etc., sont forts, robustes, frais et d'un bel embonpoint. C'était encore, il n'y a que quelques années, la boisson de régal aux jours de fêtes dans les villages.

§ 274. — Malheureusement, si le cidre est fabriqué avec des pommes de mauvaise qualité, si on le conserve longtemps en vidange, si l'on néglige (comme cela est général) de le soutirer après qu'il a subi une première fermentation, s'il séjourne dans des bâtiments exposés aux variations de la température, il tourne facilement à l'aigre et devient alors aussi peu bienfaisant que peu agréable ; il irrite l'estomac. L'usage prolongé d'un tel cidre, joint à celui d'une nourriture trop végétale, n'aurait-il pas quelque influence sur la production des cancers des organes de la digestion si fréquents chez les paysans? Si, vingt ans passés dans la pratique de la médecine à la campagne, ne me permettent pas de résoudre cette question, ils m'autorisent à la poser en penchant vers l'affirmative.

§ 275. — Trop nouveau, le cidre est lourd, il occasionne un développement considérable de gaz et la diarrhée.

On fait de la *piquette* soit avec des pommes et des poires crues, écrasées, soit avec ces fruits coupés par morceaux, séchés au soleil, puis au four, et sur lesquels on verse de l'eau en laissant fermenter. Ce ne peut être qu'une boisson rafraîchissante et qui doit être consommée dans un bref espace de temps.

§ 276. — Le poiré, bien préparé, ressemble un peu au vin blanc ; il est assez riche en alcool. On lui reproche de produire des douleurs dans les membres. C'est une boisson qui ne convient qu'aux personnes robustes et dans l'hiver.

§ 277.—La bière est une excellente boisson qui apaise la soif, stimule convenablement l'estomac et qui en même temps nourrit légèrement, ainsi que le prouve la bonne santé de ceux qui en font un usage habituel et modéré.

§ 278. — Dans les années où il y a disette de fruits, beaucoup de petits ménages sont privés d'une boisson saine et sont dans la nécessité de boire de l'eau, il seront peut-être heureux de savoir qu'il existe des boissons hygiéniques à bon marché et qui réunissent toutes les qualités désirables. Voici la formule d'une bière économique qui peut, dans les cas dont il est question, rendre de grands services : elle est extraite du *Guide pratique du Garde forestier* et elle est due à un sous-inspecteur des forêts qui s'exprime ainsi : « Je viens appeler l'attention sérieuse des économistes et des philanthropes sur ce modeste, mais ingénieux produit. J'habite la Sologne depuis près de neuf ans. On sait que dans cette contrée une partie de la population rurale ouvrière est frappée, chaque année, de fièvres endémiques et de dyssenteries. Et cependant les habitants riches, ou tout au moins aisés, de la même localité, sont rarement atteints de ces maladies. Où trouver l'explication de ce fait ? Dans la nature et la qualité des aliments solides, et surtout liquides, dont font usage les individus des deux catégories, bien plus encore que dans l'insalubrité du pays. En détruisant l'une des causes, on détruira ses effets corrélatifs. Substituer la bière de glands aux boissons débilitantes et insalubres, composées de fruits plus ou moins mûrs et avariés, me paraît être un des moyens à employer pour atteindre ce but. L'an dernier, l'abondance de la glandée, la cherté du vin, la pénurie de fruits de toute espèce, m'offrirent une occasion favorable pour faire expérimenter moi-même la boisson de glands. Je distribuai donc aux préposés de mon cantonnement, et à bon nombre de riverains de la forêt de Boulogne, une instruction sur la manière de préparer cette boisson. Les résultats obtenus par tout le monde dépassèrent de beaucoup les espérances. La bière de glands a été trouvée excellente ; elle est légèrement gazeuse, éminemment tonique et fébrifuge. Par la saveur, elle se rapproche de la bière blanche, mais elle ne provoque pas de rapports. Les personnes qui en ont usé n'ont éprouvé ni embarras d'estomac, ni douleurs d'entrailles. J'en ai bu, et toujours avec plaisir, pendant plus de quatre mois, sans qu'elle m'ait jamais causé la plus petite incommodité.

« Voici comment on la prépare : pour un tonneau de

200 litres on fait macérer dans l'eau, pendant douze ou quinze jours, 15 décalitres de glands parfaitement mûrs, sains, pesants, aussi peu germés que possible et nettoyés. On renouvelle l'eau tous les trois ou quatre jours. On introduit ensuite les glands seuls, dans la futaille, et l'on y ajoute 400 grammes de houblon ; on remplit d'eau. La bonde doit être couverte, mais non bouchée hermétiquement, à cause de la fermentation qui s'opère. Quinze ou vingt jours après la mise en tonneau, la bière est bonne à boire. Au fur et à mesure qu'on la tire, on la remplace par une égale quantité d'eau. Un tonneau de 200 litres peut suffire, pendant plus de huit mois, à la consommation de quatre ou cinq personnes.

« Le prix de revient est très-minime. On peut l'évaluer ainsi, année moyenne :

13 décalitres de glands, à 40 centimes l'un.	6 fr. 00
400 grammes de houblon, à 3 fr. 50 le kilog.	1 40
	7 fr. 40

« Dans beaucoup de localités, les glands ne coûteront que la peine de les ramasser.

« Il serait très-avantageux, pour être à même d'avoir constamment de bonne boisson, de conserver des glands pour renouveler sa provision de bière en avril. Parmi les moyens les plus sûrs et les plus faciles, j'engage à choisir le suivant. Il consiste : 1° à faire sécher les glands à l'air, jusqu'à ce qu'ils aient perdu leur excès d'humidité et jeté leur feu ; 2° à les déposer dans une futaille, neuve de préférence, mais en tout cas bien rincée et complètement sèche, par lit de 10 centimètres d'épaisseur, alternant avec une couche de sable, séché au four, de 10 centimètres ; 3° à placer la futaille refoncée en lieu sec, à l'abri de la pluie et à la couvrir de feuilles sèches et de terre, également sèche et battue. »

§ 279. — La formule suivante donne une très-bonne bière.

		Cassonade.	Mélasse.
Eau	50 litres.		
Cassonade ou mélasse.	2 kilos.	1 fr. 40	0 fr. 70
Houblon.	200 grammes.	0 90	0 90
Coriandre	160 id.	0 20	0 20
Caramel	100 id.	0 15	0 15
Levure.	125 id.	0 30	0 30
		2 fr. 95	2 fr. 25

On verse de l'eau bouillante sur le houblon et sur la coriandre. On couvre et on laisse refroidir. On délaie les autres substances dans une autre portion d'eau, et l'on introduit le tout dans le tonneau que l'on finit d'emplir : on agite pendant quelques instants avec un bâton.

Cette formule est celle qui est le plus généralement employée, mais il en est beaucoup d'autres qui s'en rapprochent

§ 280. — L'eau-de-vie de bonne qualité, prise à petite dose, après les repas, ne peut-être nuisible, souvent même elle favorise la digestion. Mais prise à jeûn, elle détermine l'irritation et même l'inflammation chronique de l'estomac, et beaucoup de médecins attribuent les cancers de cet organe à l'habitude de l'eau-de-vie prise ainsi chaque matin. Boire de l'eau-de-vie, quand l'estomac est vide, c'est *fouetter un cheval à l'écurie*. Prenez, si vous voulez, une *goutte* le matin en mangeant un morceau de pain, lorsque vous aurez un surcroît d'ouvrage. Prenez-en un peu, par hasard, après un repas copieux.

§ 281. — On entend souvent répéter qu'un ivrogne ne fait de tort qu'à lui : c'est là une erreur bien grave. L'abus des boissons spiritueuses détermine fréquemment l'impuissance, la stérilité et exerce une influence funeste sur la progéniture des deux sexes qui y sont livrés. L'abus des spiritueux éteint en germe les deux tiers des enfants, et, chez ceux qui naissent et qui vivent, il détermine des morts prématurées, une constitution faible, débile, délicate, quelquefois le rachitisme, les scrofules, des convulsions et des affections graves du cerveau. Chez les peuples adonnés à l'ivrognerie, les générations futures en ressentent toutes les conséquences : elles naissent frappées de tous ces maux.

Mais je n'insiste pas sur ces considérations générales ; et que dire d'efficace au malheureux ivrogne que n'arrêtent pas l'ignoble spectacle d'un homme ivre, ni les suites désastreuses de sa passion ?

Quelques gouttes d'ammoniaque, dans un peu d'eau sucrée, contribuent souvent à dissiper l'ivresse.

§ 282. — Le café est une boisson salutaire et dont les estomacs bien constitués peuvent faire un usage habituel. Il facilite la digestion, et c'est, de plus, une substance alimentaire qui est rarement indigeste. Le café, préparé avec cent grammes pour un litre d'eau, contient en moyenne vingt grammes de matières nutritives. On attribue à l'usage qu'en font à leurs repas les ouvriers mineurs des environs de Charleroi la bonne santé qu'ils conservent, leur grande vigueur musculaire, quoique soumis à une alimentation peu nutritive, et considérée même comme inférieure à celle que s'imposent, comme mortification, les corps religieux les plus austères, tels que ceux de la Trappe, et à celle des prisonniers des maisons centrales. Un des effets les plus remarquables du café est, sans contredit, de soutenir les forces des hommes soumis à de rudes travaux, tout en permettant de réduire passagèrement de vingt-cinq à trente centièmes la quantité de leurs aliments. Son action calorifique en fait un des agents qui préparent le mieux l'homme à supporter les intempéries de l'atmosphère et à les subir sans accident. Enfin, le café est favorable aux travaux intellectuels.

HYGIÈNE DU TRAVAIL.

§ 283. — L'hygiéniste rural n'a pas à exposer les inconvénients de l'oisiveté et les avantages d'un exercice modéré. A quoi bon prouver que l'exercice donne de la vigueur et procure un sentiment de *bien-être* et de *plaisir* au travailleur des champs qui se livre trop ordinairement à des exercices pénibles et immodérés? C'est bien plus à prémunir ses clients contre les dangers des fatigues excessives, et à combattre les maladies qui en sont les conséquences, que le médecin de campagne doit consacrer son influence.

La première de ces conséquences est la courbature et la seconde, qui se produit à la longue, est l'épuisement. Les individus soumis à ces excès de fatigue sont dans la position des animaux surmenés et qui succombent à des fièvres malignes ou putrides, à des gangrènes, à des altérations du sang. Ils sont, en effet, plus exposés que d'autres aux fièvres graves (fièvres typhoïdes, intermittentes, etc.), et, en outre, les maladies sont, chez eux, beaucoup plus dangereuses.

§ 284. — Ce sera en vain que, par un régime très-fortifiant, vous essaierez d'éviter ces dangers : l'estomac prenant part à l'affaiblissement général, vous perdrez l'appétit, la soif remplacera la faim, et malheur à vous si, persistant dans cette lutte violente, vous imitez ceux qui cherchent des forces dans les boissons échauffantes. Bientôt alors la soif augmente, l'appétit est perdu, la fièvre s'allume, la maladie éclate.

§ 285. — Que votre travail soit donc coupé de repos suffisants, dont le besoin vous sera annoncé par un sentiment de fatigue. Regardez autour de vous et vous verrez partout cette alternative du mouvement et du repos. La végétation elle-même, privée la nuit de l'action stimulante du soleil, semble s'assoupir.

§ 286. — Le travail excessif ne nuit pas seulement au corps : il abrutit. Aussi, quand on est bien pénétré de sa funeste influence, cesse-t-on de regarder comme outrée la description suivante des paysans, tels qu'ils étaient il y a deux cents ans : « On voit certains animaux farouches, des mâles et des femelles, répandus dans les campagnes, noirs, livides, et tout brûlés du soleil, attachés à la terre qu'ils fouillent et qu'ils remuent avec une opiniâtreté invincible ; ils ont comme une voix articulée et quand ils se tiennent sur leurs pieds, ils montrent une face humaine et, en effet, ils sont des hommes. »

§ 287. — Ne maudissez donc pas les machines, puisqu'elles font le plus pénible de votre labeur. Elles sont pour vous de puissants auxiliaires.

§ 288. — La religion et l'hygiène méritent la reconnaissance de tous les travailleurs, lorsqu'elles font un devoir du repos et notamment du repos du dimanche. Élever notre âme vers Dieu, cultiver l'intelligence qu'il nous a donnée, resserrer par des réunions franches et cordiales les liens de la famille et les relations d'amitié, ce n'est pas perdre son temps. Il en résulte un contentement intérieur qui stimule toute l'économie et rend plus libres les forces musculaires. Mais, disent bien des gens qui travaillent fêtes et dimanches, il faut boire et manger tous les jours et il faut amasser de quoi vivre pour sa vieillesse. Combien d'entre eux n'aboutissent, par ce travail sans relâche, qu'à des infirmités et à une décrépitude prématurées ? Et parmi ceux qui parviennent à cette aisance si chèrement payée que bien peu en peuvent jouir ! C'est que la santé seule est réellement la vie, qu'elle est le vrai capital de celui qui a besoin de travailler, et que l'intelligence, appuyée sur la morale religieuse et sur l'hygiène, peut seule féconder le travail.

§ 289. — Combien est déplorable l'habitude qu'ont contractée la jeunesse et l'âge adulte de délaisser les divertissements traditionnels de la place publique pour se livrer, dans des cabarets enfumés et dont l'air est vicié, à des jeux nuisibles à la bourse et à la santé ! Vous verrez partout la gêne, la misère et l'on peut dire la démoralisation, augmenter avec le nombre des cabarets. Les jeux de boules, de quilles, de tamis, etc., la danse, étaient pour nos aïeux de joyeuses et de grandes fêtes, et ces exercices, si bien appropriés aux habitudes actives de la campagne et à ses goûts simples, n'étaient pas moins utiles à la santé du corps qu'à celle de l'âme.

§ 290. — Les moissonneurs sont souvent atteints, pendant les chaleurs, de maux de tête, d'éblouissements, de congestions et de fièvres cérébrales et même d'apoplexie, plus souvent encore de troubles digestifs, d'une diminution notable des forces des membres et surtout des mains. La marche devient incertaine ; il se déclare des douleurs dans différents points de la colonne vertébrale. En un mot, on observe les conséquences d'un travail excessif, aggravées par l'action directe de la chaleur solaire.

§ 291. — Les moissonneurs interrompront leur travail pendant la plus grande chaleur. Ils consacreront ce temps au sommeil, mais non pas, selon l'habitude de beaucoup d'entre eux, en plein soleil. Pendant leur sommeil, comme pendant leurs repas, ils éviteront aussi les lieux trop frais.

§ 292.—Le régime des moissonneurs sera aussi nourrissant, c'est-à-dire comprendra autant de viande que possible. Ils feront usage, pendant leurs repas, d'une boisson convenablement stimulante, cidre, bière, etc. Ils ne se remettront pas au travail aussitôt après avoir mangé; l'estomac a besoin du repos du corps pour remplir ses fonctions et, s'il est vrai que la promenade et un exercice doux sont utiles à la digestion chez les personnes sédentaires, il ne l'est pas moins qu'un travail pénible la trouble et l'empêche même. Le repos du corps est une condition essentielle de la digestion ; l'exercice l'interrompt, et ceci a été notamment prouvé par une expérience positive faite, en Angleterre, sur deux chiens auxquels on avait donné à manger en même temps. On a permis à l'un de se reposer, tandis que l'autre a été conduit à la chasse : puis on les a tués. Les aliments étaient sans changement dans l'estomac du chien qui avait chassé et parfaitement digérés chez celui qui s'était reposé.

§ 293. — Sous la double influence de la chaleur et d'un travail énergique, la soif devient vive, intolérable. Abstenez-vous de boissons trop actives : elles ne feraient qu'augmenter l'échauffement du sang, sans calmer la soif. Ce n'est pas à dire que vous devez boire de l'eau pure, mais du petit cidre, de la bière, etc., et n'en buvez pas en trop grande quantité, ce serait vous exposer à la diarrhée. Il y a des boissons hygiéniques, d'un prix très-modique, que l'on distribue aux ouvriers de quelques usines et aux employés de plusieurs chemins de fer. Il serait bien à désirer que leur usage s'étendît aux moissonneurs. Voici la composition de celle adoptée par la ligne d'Orléans et qu'on ne saurait trop recommander à tous les gens de labeur :

Eau ordinaire.	50 litres.
Infusion de café.	un litre et demi.
Eau-de-vie ou rhum. . .	un litre et demi.
Sucre	750 grammes.
Ou cassonade.	500 id.

Cette boisson plaît au goût, étanche la soif, et ne produit aucune pesanteur d'estomac, même si l'on en boit à l'excès. Elle peut être bue pendant les repas ; mais on a constaté qu'elle fermente facilement, et elle ne peut être conservée plus de vingt-quatre heures. Après divers essais, on s'est arrêté à la préparation suivante, qui, à tous les points de vue, présente les plus grands avantages :

Rhum ou eau-de-vie . .	40 grammes.
Teinture de gentiane . .	4 id.
Eau commune.	2 litres ou un peu plus.

A son défaut, l'eau sucrée, mêlée d'un peu d'eau-de-vie ou de rhum, dans la proportion d'un quinzième ou d'un vingtième, est une boisson saine qui vaut mieux que le cidre.

§ 294. — On se servait autrefois et même encore dans

ces dernières années, dans plusieurs localités où le cidre était rare, et je citerai, entre autres, le département de la Somme, d'une boisson résultant de la fermentation, dans un tonneau, d'un mélange de levure, de son et d'eau. Cette boisson, que l'on appelait *boulie*, n'était peut-être pas suffisamment alimentaire, mais elle serait assurément très-convenable dans les cas dont il s'agit. Elle est d'une saveur piquante, elle rafraîchit bien et se digère très-facilement. Bien faite, elle pourrait tenir lieu de cidre dans les années de cherté.

On peut, pendant quelque temps, prévenir ou calmer la soif par le moyen suivant, lorsque l'on est privé de boisson : il suffit de mâchonner un brin de paille, d'herbe, un morceau de bois, etc., il en résulte une sécrétion de salive suffisante pour humecter la bouche et la gorge.

§ 295. — Gardez-vous bien, lorsque vous êtes en sueur, de prendre une boisson quelle qu'elle soit, si elle est très-froide. Vous savez qu'il y va de la vie. (§ 258).

§ 296. — Ne laissez pas vos vêtements se sécher sur vous. Si vous ne pouvez en changer, ne cessez pas tout-à-coup vos mouvements. Continuez de travailler ou de marcher de manière que petit à petit l'excès de chaleur et de transpiration se passe. C'est alors que la transpiration diminuera et que vous boirez.

§ 297. — Le moissonneur doit également éviter que le soleil frappe directement sur la poitrine, les épaules et surtout la tête. Il conservera une veste ou une blouse, et il fera très-bien, à l'exemple des moissonneurs de quelques pays chauds, de disposer sur la tête, au-dessous du chapeau, un mouchoir dont les coins flottent sur les épaules.

§ 298. — Les ouvriers occupés dans des lieux marécageux à des travaux de dessèchement, de culture, etc., doivent s'astreindre, comme les habitants de ces localités, à des soins particuliers. Ils ne commenceront à travailler qu'après le lever du soleil et cesseront avant son coucher. Leurs vêtements seront assez chauds, surtout le soir. Ceux en laine, grossièrement tissus, sont pour eux excellents. Ils fuiront, avec le plus grand soin, l'humidité, la rosée du soir et celle du matin, la première pluie qui tombe après un certain temps de sécheresse, les ondées qui accompagnent les orages.

Leurs aliments seront sains, suffisants et substantiels. L'usage modéré du vin, des liqueurs fermentées et du café leur sera d'une grande utilité. Ils se garderont d'employer comme boisson l'eau stagnante, celle des citernes, dans quelques localités même celle des puits, avant de les avoir soumises à l'ébullition, ou mieux encore à la filtration par le charbon ou à l'action de la chaux et ensuite à l'aération. (§ 247). Leur sommeil doit être suffisant; il n'aura jamais lieu en plein air.

Les soins de propreté leur sont indispensables. Dans les premiers curages du canal de Nantes, à Brest, on remarquait une grande mortalité parmi les ouvriers. Le conseil de salubrité de la ville de Nantes les ayant astreints à laver plusieurs fois par jour, dans une dissolution de chlorure de chaux, leurs mains et leurs vêtements qu'ils séchaient ensuite, cette mesure prévint les fièvres et arrêta la mortalité.

§ 299. — Les ouvriers employés à la culture du riz sont dans des conditions identiques et doivent prendre les mêmes précautions. Les Chinois ont grand soin, lorsqu'ils travaillent dans leurs rizières, de faire une abondante consommation de boissons qui portent à la peau. Ils évitent surtout les causes de refroidissement pendant leurs travaux.

§ 300. — Les défrichements d'une terre neuve et vierge jouent un grand rôle dans la production des maladies et en particulier des fièvres intermittentes, et c'est à ce point que toutes les fois qu'un défrichement de terrains neufs a lieu, on peut être à peu près certain de voir ces maladies se développer, souvent avec une grande intensité. La raison en est facile à saisir : l'humus presque toujours assez considérable que contiennent les terres défrichées est constitué par des matières végétales et animales, accompagnées d'un certain degré d'humidité et en décomposition. Pour peu donc que la température du climat ou celle de la saison soit élevée, on trouve réunies toutes les conditions favorables à la production des effluves marécageux. (§ 298).

§ 301.— Au moment de sa floraison, le chanvre exhale une odeur pénétrante et vireuse dont on a contesté l'influence sur la santé. Les médecins des localités où cette plante se cultive en grand ont bientôt fait cette remarque qu'il ne se passe pas d'été où ils n'aient à combattre des accidents bien réellement dûs à ces émanations, tels que : céphalalgie, vertiges, vomissements et d'autres états morbides fort graves que ne produit pas seule l'ardeur des rayons solaires. Que de personnes sont incommodées par le fait seul de passer le soir près d'une pièce de chanvre !

Ce sont ordinairement les femmes qui arrachent les pieds mâles, après la fécondation, vers la mi-août. Elles ne devraient travailler qu'entre deux soleils, surtout quand elles doivent pénétrer et séjourner dans du chanvre de grande espèce, dont les fleurs dominent de beaucoup leur tête.

§ 302. — Les charretiers, les domestiques de charrue, les bergers, etc., n'ont pas à craindre les funestes effets des fatigues excessives, et ils sont, en général, à l'abri des émanations insalubres ; mais ils sont exposés aux effets de la pluie, de l'humidité, du froid, de la chaleur, des vents, en un mot de toutes les intempéries, de toutes les vicissitudes atmosphériques, c'est-à-dire aux inflammations de poitrines, aux douleurs rhumatismales. Ils ne sauraient donc prendre trop de précautions contre le refroidissement.

§ 303. — D'autres professions exigent, comme celle des moissonneurs, un grand déploiement de forces musculaires, telles sont celles de maçons, de charpentiers, de menuisiers, de tourneurs, de carriers, de caillouteurs, de terrassiers, de briquetiers, de batteurs en grange, de bûcherons, etc. Ceux qui les exercent ont à craindre les effets de l'exercice forcé. Leur hygiène a été déjà suffisamment exposée.

§ 304. — La serrurerie occupe à la campagne un grand nombre d'ouvriers qui subissent, ainsi que les tisserands, les effets combinés d'un travail pénible et du séjour habituel dans des ateliers malsains. Les serruriers, comme tous ceux qui travaillent le fer, la fonte, etc., doivent se tenir dans un continuel état de propreté et se laver le plus souvent possible, afin d'enlever la couche épaisse de matière noire qui s'oppose chez eux au libre exercice des fonctions de la peau. Leur régime doit être fortifiant. Ils quitteront l'atelier pour le grand air toutes les fois qu'ils le pourront.

§ 305. — Plusieurs artisans, indépendamment de la dépense considérable de forces inhérente à leur profession, sont soumis à une température élevée : de ce nombre sont les fondeurs, les forgerons, les chauffeurs de machines à vapeur, les verriers, les boulangers. Ils doivent éviter les variations brusques de température au moment où ils cessent d'être exposés au foyer ardent devant lequel ils travaillent ; ils éviteront surtout de satisfaire leur soif habituelle ; ils feront un usage modéré des boissons tempérantes indiquées plus haut ; leur alimentation sera substantielle.

§ 306. — Quoique le travail des mines de houille et celui des filatures, etc., soit, rigoureusement parlant, étranger au but de ce manuel, j'en dirai quelques mots qui auront au moins l'avantage de mettre les travailleurs de l'*air libre* à même de mieux apprécier les avantages de leur position.

§ 307. — Beaucoup de progrès ont été réalisés dans l'hygiène des ouvriers mineurs, mais il reste encore des améliorations importantes à y introduire. Parmi elles, on doit désirer l'établissement d'appareils ventilateurs, destinés à remplacer l'air vicié de l'intérieur des galeries et des puits par un air puisé au dehors. L'épuisement complet des eaux est un résultat non moins désirable. Une autre amélioration qu'on doit encore chercher à obtenir, est la division du travail par escouades d'ouvriers, qui seraient occupées alternativement dans les mines et aux opérations du grand air.

§ 308. — Indépendamment de l'influence sur la santé des ouvriers mineurs de l'altération de l'air par son renouvellement difficile, par la respiration des travailleurs, par les lampes destinées à les éclairer, par les émanations gazeuses des mines elles-mêmes et par l'humidité, influence qui détermine l'étiolement, le rhumatisme chronique, etc., ces ouvriers sont encore exposés aux terribles explosions que produit le gaz hydrogène-proto et bi-carboné ou *grisou* qui se dégage dans les mines de houille. Les lampes de *sûreté* que l'on a inventées pour obvier aux conséquences de ces explosions sont maintenant d'un usage général et elles ont assurément sauvé de la mort un grand nombre d'ouvriers, mais elles ne sont pas toujours préservatrices. En second lieu, elles diminuent l'intensité de la lumière et cette demi-obscurité, qui ralentit les travaux, porte les mineurs imprudents à dépouiller ces lampes de leur toile isolante. On a bien proposé des dispositions pour forcer l'ouvrier à être prudent malgré lui, mais les lampes construites à cet effet deviennent un matériel dispendieux.

§ 309. — Depuis peu de temps on éclaire certaines houillières avec le gaz hydrogène-carboné (gaz d'éclairage) préparé au fond même des houillères avec le charbon de terre qu'elles fournissent. Mais cet éclairage n'est pas exempt des dangers que présente toute flamme dans les mines où le grisou abonde.

L'éclairage électrique que l'on vient de proposer doit supprimer, dit-on, toute cause de danger et sauvegarder la vie des mineurs, en même temps que les intérêts de leurs maîtres. Ce ne sera pas là, s'il en est ainsi, un des moindres services rendus par la science à la classe ouvrière.

§ 310.—Dans certains cas, les troubles de la respiration et l'asphyxie sont les résultats du mélange à l'atmosphère des mines de gaz non respirables. Ces accidents ne peuvent être prévenus que par une ventilation active et bien entendue, et par une hauteur et une largeur suffisantes données aux galeries.

§ 311.—Le régime des mineurs sera abondant et substantiel. J'ai dit, en parlant du café (§ 282), les avantages que retirent de cette boisson les ouvriers mineurs des environs de Charleroi. Leurs vêtements seront convenablement chauds.

§ 312.—Les filatures de coton établies à la campagne ont été à tort accusées de produire sur les ouvriers une influence désastreuse qui est due, pour la plus grande partie, à d'autres causes. Ces filatures ont, en effet, des salles vastes, bien aérées. Le travail des ouvriers fileurs exige peu de fatigue. Ce n'est donc pas dans leurs ateliers qu'ils contractent cet abâtardissement, cette dégradation au physique et au moral qu'ils présentent presque tous. Ces déplorables résultats ont pour causes principales : 1° les chambres petites, basses, froides, noires, sales et humides de leurs demeures ; l'air vicié qu'ils y respirent la nuit et pendant leurs maladies ; 2° l'action des cabarets pleins de fumée et dont l'air est altéré par la respiration, etc., où ils passent la plus grande partie des jours de fête et de chômage jusque bien avant dans la nuit ; l'action des boissons alcooliques prises jusqu'à l'ivresse et aux dépens de la somme nécessaire pour la subsistance de la famille ; 3° l'insuffisance des salaires dans un grand nombre d'établissements pour l'ouvrier chargé de famille : dans les ateliers de filature du Haut-Rhin, le salaire moyen a été, en 1832, de 1 fr. 26 c. et en 1835 de 1 fr. 11 c. Dans une grande filature du même département, il a été, en 1832, de 75 cent., et en 1835 de 94 centimes. Les ouvriers employés à la construction et à la réparation des métiers ont, il est vrai, un salaire plus élevé, mais ils sont peu nombreux; 4° partout la nourriture des ouvriers de fabrique est insuffisante et malsaine, composée communément de pommes de terre, de soupes maigres, d'un peu de mauvais laitage et de pain qui est heureusement d'assez bonne qualité: quant à la boisson, c'est le plus souvent de l'eau pure; 5° le travail imposé aux enfants trop jeunes; 6° les vêtements insuffisants.

§ 313. — L'industrie lainière est dans les mêmes conditions que la précédente, mais le travail du lin dans les filatures porte des atteintes plus graves à la santé des ouvriers qui sont imprégnés d'humidité. Ils sont exposés aux affections catarrhales et rhumatismales. Beaucoup d'entre eux sont débiles, rachitiques, contrefaits.

Cinq millions d'individus sont employés en France par l'industrie manufacturière, victimes de la civilisation.

HYGIÈNE DE LA MALADIE.

§ 314. — Les maladies s'annoncent le plus souvent par plusieurs jours de malaise, et si vous mettiez à profit ce temps précieux, intermédiaire à la santé et à la maladie, bien des maux vous seraient évités. Ne dites donc pas de ces signes précurseurs: ce n'est rien, c'est une simple lassitude, une courbature, un rhume, etc.; il faut attendre, pour appeler le médecin, que la maladie soit déclarée, et d'ailleurs je n'ai pas le temps de me soigner pour si peu de chose. Car, on ne peut trop le répéter, le point essentiel est de s'opposer aux progrès du mal dès le commencement. Attendez-vous, pour crier au feu, que votre maison soit envahie par les flammes. Mais je suis fort, répliquez-vous, je n'ai jamais été malade, la maladie n'a pas de prise sur moi. Sachez que l'on est attaqué selon sa force, et il est évident que si la maladie triomphe de cette robuste constitution, c'est que sa cause est très-énergique, qu'elle sera très-violente, très-grave et il se pourra que la nature et l'art deviennent impuissants et que le colosse tombe. Méditez donc bien ces vers d'un ancien :

Opposez-vous au mal avant qu'il s'enracine ;
S'il séjourne, il rend vain l'art de la médecine.

§ 315. — N'allez pas témérairement vous médicamenter vous-même, vous perdriez le bénéfice des efforts que fait la nature vers la guérison, quand on la laisse prudemment agir et ensuite vous courriez la chance très-probable de faire le contraire de ce qui est indiqué.

§ 316. — Lorsqu'il existe une épidémie, quelques personnes croient éviter ses atteintes en changeant leur régime. Si ce régime est bon, il n'y faut rien changer ; s'il est mauvais, il exige certainement des modifications; mais, même dans ce cas, il faut agir avec beaucoup de prudence. Plusieurs prennent des remèdes de *précaution*, des purgatifs surtout ; d'autres se font saigner. Les uns et les autres troublent ainsi l'harmonie des fonctions, ôtent aux organes leurs forces et affaiblissent leur résistance à l'influence épidémique. Les meilleurs préservatifs sont l'emploi judicieux des règles de l'hygiène, le calme et le sang-froid. On connaît les effets de la peur.

§ 317. — La chambre d'un malade sera vaste et bien aérée. L'odorat le moins délicat y est frappé d'une odeur particulière ; cette odeur est celle de la matière, produit des exhalaisons pulmonaire et cutanée. (§§ 5 et 6). Cette matière est sécrétée en plus grande quantité pendant la maladie, elle s'altère aussi plus facilement ; d'un autre côté, les malades, en raison même de leur état de maladie, sont plus faibles et, par-là, plus accessibles aux diverses causes morbifiques. Ils ressentent donc avec une grande facilité l'influence de cette matière altérée, qu'ils ne tardent pas à absorber. C'est par ces miasmes que se transmettent les maladies contagieuses, rougeole, scarlatine, petite vérole, croup, coqueluche, etc. Leurs effets sont surtout à craindre quand plusieurs malades sont réunis dans la même chambre.

§ 318.—Il se produit quelquefois des miasmes putrides dans la chambre d'un malade. Les fumigations aromatiques, employées de temps immémorial pour les détruire, ne font que les masquer et ajouter à l'impureté de l'air. On les combat efficacement à l'aide de quelques gouttes de chlore liquide très-pur jetées dans de l'eau chaude; la vapeur de chlore mêlée à celle de l'eau remplira l'atmosphère : elle y saisira et décomposera les miasmes. Si cette vapeur provoquait de la toux, vous éviteriez cet accident en remplaçant les fumigations chlorées par celle d'acide nitrique (azotique). On les obtient en versant sur 15 grammes de nitrate (azotate) de potasse ou sel de nitre, 15 grammes d'acide sulfurique. Ces doses suffisent pour une chambre de trois mètres en toutes dimensions.

§ 319.—J'ai vu plusieurs fois des malades et leurs familles fort inquiets parce que les crachats contenaient une matière noire: le plus ordinairement cela provenait de ce qu'on avait laissé brûler près des malades une lampe, une chandelle, une bougie, et qu'ils avaient respiré des parcelles des mèches réduites en charbon par la combustion.

§ 320.—Vous ne laisserez séjourner dans la chambre d'un malade ni les urines, ni les excréments, ni les linges sales.

§ 321.—Il ne s'y fera ni réunion, ni conversation bruyante, encore moins y chuchotera-t-on tout bas où à l'écart. Une seule personne suffit, en général, à la garde d'un malade.

§ 322.—Ne le chargez pas de lourdes couvertures; pas de rideaux de lit; pas de mouchoir sur la figure pour éviter les mouches: le mouchoir est un obstacle au libre passage de l'air; la gaze seule peut être employée à cet usage. Remplacez soigneusement le linge mouillé qui se refroidirait, produirait des frissons, la suppression de la sueur, le refoulement du sang à l'intérieur et la disparition des éruptions. Le linge se charge des émanations qui s'exhalent abondamment du corps des malades, tout aussi bien que l'air. Il faut donc fouler aux pieds la pratique monstrueuse qui s'oppose obstinément à tout changement de chemise, de draps, etc., pendant la plus grande partie de la durée de la maladie : il n'est pas de moyen plus efficace de prolonger la maladie et de la rendre plus grave. Si le malade est faible, on laissera quelque intervalle entre le changement du linge de corps et le renouvellement des draps, et après chacune de ces opérations on lui fera prendre une boisson suffisamment chaude, surtout s'il y a de la sueur ou si la température est froide. Le linge et les draps seront chauds et secs. C'est un sot usage de se servir pour les malades, de linge que l'on a employé pour des personnes saines : il n'a que des inconvénients.

§ 323. — Toutes les fois que cela sera possible, le malade sera levé tous les jours et il passera dans un appartement, autre que sa chambre, le temps qu'il restera levé. On ouvrira les fenêtres pendant que l'on fera son lit, qu'on laissera découvert. Les matelas, les paillasses seront renouvelés toutes les fois qu'ils seront imbibés d'urine ou d'excréments, parce qu'alors ils favorisent le développement d'érysipèles, d'excoriations, de plaies gangreneuses qui font beaucoup souffrir le malade et aggravent sa position, et parce qu'ils infectent et rendent malsain l'air qu'il respire. Si ses forces le permettent, ainsi que la saison ou la température, il se trouvera bien de s'asseoir à une fenêtre bien exposée et même au bord du jardin. Il n'attendra pas, pour se remettre au lit, qu'il éprouve une fatigue trop grande, dans l'espoir d'un meilleur sommeil. On repose mal quand on s'obstine à rester levé malgré l'avertissement que la nature nous donne par cette sensation de lassitude et de faiblesse.

§ 324. — Est-il nécessaire de dire qu'il ne faut pas

visiter sans besoin les malades atteints d'affections contagieuses, telles que la petite vérole, la scarlatine, la rougeole, et que les enfants surtout et même les jeunes gens doivent en être éloignés, ainsi que de leurs camarades pendant le cours du croup et de la coqueluche? A cet âge, l'absorption est rapide et active.

§ 325. — Ici se présente une des questions d'hygiène rurale qui excite dans toutes les classes la plus vive anxiété: la fièvre typhoïde est-elle contagieuse? Cette question est résolue négativement par les médecins des villes; mais un grand nombre de ceux de la campagne répondent par l'affirmative. Cette opinion, trop légèrement propagée, n'a pas peu contribué à répandre la terreur parmi les paysans. M'appuyant sur une expérience de plus de vingt ans, je me crois autorisé à contester que la fièvre typhoïde soit par elle-même transmissible, et je crois qu'à l'aide d'une bonne hygiène on évitera le plus souvent la contagion. Voici ce que j'ai vu dans les cas où la fièvre typhoïde a atteint plusieurs individus: c'étaient les mêmes personnes qui soignaient les malades le jour et la nuit, et c'était après beaucoup de jours et de nuits ainsi passés, c'est-à-dire après de grandes et longues fatigues, à l'action desquelles s'ajoutait l'influence de la privation d'une nourriture et d'un air tels que les exigent l'hygiène, toutes causes de maladies rendues plus puissantes encore par la coopération débilitante des plus vives inquiétudes, c'était alors que le malade touchait à la convalescence, que l'on voyait s'aliter la personne qui lui avait donné dans ces conditions ses soins assidus et incessants. Il n'en est pas de même à la ville: là, les soins sont partagés entre plusieurs personnes, ils sont moins fatigants et souvent même les malades sont confiés à des personnes spéciales. Et qu'est-il besoin, dans les cas rares où plusieurs individus sont atteints successivement, d'invoquer et de proclamer la contagion? Les membres d'une famille vivent dans les mêmes conditions, de la même vie, ils subissent les mêmes influences et en éprouvent les mêmes effets : cela doit être; il n'y a rien de surprenant. Supprimez les causes qui déterminent ou favorisent le développement des épidémies, telles que la proximité des foyers d'infection, l'insalubrité des logements, votre mauvaise nourriture; redoublez de soins de propreté autour du malade, ménagez vos forces, qu'un sommeil suffisant les répare ainsi qu'une alimentation saine, c'est-à-dire suivez les préceptes d'une sage hygiène et vous n'aurez pas à craindre la contagion. Et d'ailleurs, que penser d'une contagion qui ne s'observe ni dans les villes, ni dans les hôpitaux, terrains fertiles en maladies contagieuses et épidémiques? Mais, avez-vous peur de gagner la maladie? Tenez-vous à l'écart : votre dévouement pourrait vous être fatal.

§ 326. — Quelle que soit sa soif, ne donnez à boire à un malade que modérément; l'excès et le trop peu de boisson sont également nuisibles. Le malade éprouve une répugnance trop forte pour les tisanes prescrites, donnez-lui celle qui lui plaira le mieux et qui sera le mieux digérée. Je parle des tisanes simples. Elles seront prises à petites doses souvent répétées, et non par grandes tasses.

§ 327. — N'éveillez pas un malade qui dort d'un bon sommeil, si ce n'est sur l'ordre exprès du médecin, car il n'est pas de remède aussi bienfaisant que quelques heures d'un sommeil naturel. Laissez libres les mouvements, ne les enchaînez pas violemment : ce serait le moyen d'irriter le malade. Pour beaucoup de raisons, qu'il est inutile d'énumérer, ne couchez pas avec un malade.

§ 328. — Le praticien le plus instruit et doué du tact le plus sûr ne peut tout prévoir. Si, dans l'intervalle de ses visites, il se déclare quelque symptôme imprévu, tels que vomissements répétés, toux violente, douleur aiguë, suffocation, syncope, hémorrhagie, délire, etc., si un appareil ou bandage se dérange, ou devient trop serré, si une hernie s'échappe de nouveau, si une éruption disparaît tout-à-coup, si les remèdes produisent des effets tout autres que ceux prévus, courez en toute hâte chercher le médecin : dans de telles circonstances la temporisation peut être funeste.

§ 329.—Lors même que le malade vous paraîtra le plus étranger à ce qui se passe autour de lui, soyez très-réservé; l'ouïe est parfois très-fine et l'intelligence encore vivace alors qu'elles paraissent anéanties. Des moribonds, que l'on croyait n'être plus de ce monde, ont répété les sinistres pronostics qu'une douleur imprudente leur avait cruellement révélés.

§ 330. — Il est une classe de maladies, la plupart redoutables, et relativement fréquentes à la campagne, qui doit occuper une large place dans un traité d'hygiène rurale. En tête se trouvent les affections charbonneuses (charbon, pustule maligne), la morve, la rage.

§ 331. — Les maladies charbonneuses s'observent le plus souvent sur les bœufs, les vaches, les chèvres et les moutons; elles sont fréquentes aussi sur les chevaux, les mulets, les ânes et les chiens; elles sont plus rares sur les cochons, les poules, les canards, etc. Elles se développent sous l'influence d'une mauvaise nourriture, d'une boisson malsaine, telle que l'eau bourbeuse et croupissante des marcs, ou l'eau de certains puits chargée de marne, de glaise et contenant beaucoup de sulfate de chaux. Elles peuvent encore être occasionnées par les grandes chaleurs, l'excès de la sécheresse et par l'insalubrité des étables ou écuries, etc., et par le travail excessif. Pour que les animaux puissent faire naître chez l'homme la pustule maligne ou le charbon, il n'est pas même nécessaire qu'ils en soient atteints. On cite, en effet, l'histoire de plusieurs individus qui ont contracté la pustule maligne en touchant les débris d'un bœuf surmené. Deux bouchers des Invalides ont été affectés de cette maladie pour avoir dépecé et débité un bœuf qui n'était que fatigué. Il faut encore savoir que le virus n'existe pas seulement dans les parties affectées de pustule ou de charbon, mais dans tous les tissus et dans tous les liquides ; les poils eux-mêmes en sont imprégnés et le lavage, le cardage des laines, le tannage des cuirs ne le détruisent pas toujours. L'observation a, de plus, démontré que pour qu'il se communique il n'est pas nécessaire qu'il soit déposé sur une plaie ou sur une érosion quelconque, mais seulement sur la peau. Les mouches de toute espèce transportent aussi et communiquent souvent le virus charbonneux.

§ 332. — Les personnes qui sont surtout exposées à contracter les maladies charbonneuses sont les bergers, les cultivateurs, qui, par intérêt, surmontent toute frayeur et pansent des abcès charbonneux, des pustules, pratiquent des saignées, introduisent leurs mains et leurs bras dans la gorge ou le rectum des animaux malades, et les vétérinaires qui leur donnent des soins, les bouchers, les mégissiers, les tanneurs, et même les cordonniers et les matelassiers. Il parait démontré que les particules virulentes peuvent, portées par l'air, pénétrer dans les voies respiratoires et déterminer la fièvre charbonneuse. La contagion peut aussi résulter de l'usage de la chair des animaux malades comme aliments.

§ 333. — Tel est le danger de ces maladies, que si les médecins se bornaient à les traiter, ils ne rempliraient pas tout leur devoir ; ils doivent encore faire connaître les moyens d'en prévenir le développement.

§ 334. — Les signes précurseurs du charbon, chez les animaux, ne sont malheureusement appréciables que pour les vétérinaires ou l'homme expérimenté qui a déjà vu cette maladie dans ses écuries ou dans ses étables. Il n'en est plus de même de la période déjà avancée de la maladie où se fait l'éruption. Ordinairement unique, chez le cheval, la tumeur du charbon, à peine grosse comme une fève, est très-adhérente par sa base et douloureuse sous la pression. Bientôt, en moins d'une heure, souvent elle passe du volume d'une noix à celui d'une tête d'homme. Chez le cheval, le charbon apparaît le plus souvent au poitrail, au cou, à la gorge, à la face interne des cuisses, sous le ventre, sur les côtes, à la tête. Dans l'espèce bovine, l'éruption charbonneuse est multiple : on l'observe sur plusieurs points du corps à la fois. Chez le mouton, la forme est double : tantôt le mal se manisfeste par des tumeurs circonscrites semblables à celles dont nous venons de parler ; tantôt par des infiltrations non circonscrites du tissu cellulaire. Chez le porc, le charbon se montre le plus souvent à la gorge, et prend le nom de *soie* ou de *soyon*.

§ 335. — L'affection charbonneuse, qu'elle se montre sous cette forme ou sous celle de fièvre charbonneuse, revêt toujours une marche excessivement rapide et tue l'animal en quelques heures.

§ 336. — Une épizootie charbonneuse est déclarée : vous brûlerez à la porte des écuries, étables, bergeries, tout le fumier que vous en retirerez chaque jour. Vous enterrerez le plus profond possible les cadavres des animaux. Vous éviterez, autant que vous le pourrez, le contact immédiat avec les animaux malades. Protégez vos mains et votre figure soit en les graissant avec de l'huile ou du beurre, soit au moyen de gants ou d'un masque. Dans le pansement des abcès, des ulcères, servez-vous de pinces, afin de ne pas toucher à la charpie, à l'étoupe ou au linge employés au pansement. N'introduisez pas la main et l'avant-bras dans la gorge, ni dans le rectum. Si vous pratiquez une saignée, évitez avec le plus grand soin de vous barbouiller les mains de sang et de les porter au visage dans cet état. Si vous avez été dans la nécessité de toucher aux objets de pansement, aux animaux, à leur sang, à leurs plaies et même à leur fumier, vous devrez vous laver plusieurs fois dans la journée et même dans les jours suivants avec de l'eau de savon, de l'eau de chaux, de l'eau salée et vinaigrée, et surtout avec du chlorure de soude. Des expériences directes ont démontré le pouvoir qu'a cette dernière substance de détruire la propriété septique du virus. Surveillez bien aussi l'état des parties du corps qui ont été en contact avec ce virus. Y apparaît-il quelque bouton, quelque tâche ressemblant, par exemple, à celle que produit la piqûre des puces? La cautérisation avec un morceau de fer rouge fera avorter la maladie. Et sachez bien que le temps est précieux et ne le perdez pas en remèdes prétendus merveilleux.

§ 337. — Beaucoup de cultivateurs poussent la négligence jusqu'à laisser leurs animaux qui périssent de maladies ou qu'on est obligé d'abattre, exposés sur le sol jusqu'à ce que les oiseaux et les animaux carnassiers les aient dévorés, à l'exception du squelette. Il en résulte tout à la fois perte d'engrais, émanations infectes et des dangers. Ces dangers peuvent se produire de différentes manières : les chiens des bergers, des vachers prennent presque toujours leur part à cette proie, et ensuite, en pinçant avec leurs dents les bestiaux confiés à leur garde, ils peuvent leur communiquer quelque affection charbonneuse par l'introduction de parcelles en putréfaction. Pareil accident peut provenir chez l'homme des piqûres de mouches ayant pris part à la curée. Les faits abondent pour attester les dangers qui résultent d'une telle conduite, en voici un tout récent : Dans la commune de Cortrat (Loire) un chien mort fût laissé dans un fossé sans être enfoui ; les mouches ne tardèrent pas à le couvrir et à se répandre dans la commune : il en est résulté une épidémie charbonneuse qui a déjà enlevé une vache, deux chevaux et quarante moutons et a failli coûter la vie à un jeune enfant qui, sans les soins d'un médecin habile, eût infailliblement succombé.

§ 338. — Ce n'est pas une imprudence moins punissable que celle commise habituellement par les taupiers, qui laissent se putréfier à l'air libre les corps des taupes qu'ils détruisent, et dont ils font des trophées et des guirlandes qu'ils suspendent aux arbres. Dans ces cadavres, d'une puanteur remarquable, les insectes puisent des principes de maladies graves et même mortelles pour l'homme. Si donc l'expérience, guidée par les naturalistes, démontrait, ce qui est déjà avéré pour beaucoup d'agriculteurs, que les taupes, loin d'être les ennemies de l'agriculture, lui sont utiles, si la chasse active que l'on fait à ces insectivores si voraces venait à cesser, l'hygiène y verrait un important progrès.

§ 339.—Les gros animaux ne sont pas les seuls foyers de contagion que nous ayons à craindre : les mêmes dangers peuvent nous venir de la décomposition putride des plus petits animaux, tels que chats, lapins, volailles, jeunes porcs, rats, etc.

§ 340. — Il ne faut pas juger de la gravité des affections charbonneuses par ce qui se passe dans les départements du nord et dans ceux qui environnent Paris ; ces maladies y sont rares. Parmi les départements où elles sont surtout redoutées et pour lesquels elles sont encore trop souvent aujourd'hui un fléau destructeur, on cite ceux du Jura, du Doubs, de la Haute-Saône, et une fraction de l'Ain ; les départements de la Côte-d'Or, de Saône-et-Loire, et des fractions des départements voisins, ceux de la Moselle, de la Meurthe, de la Meuse et des Vosges, et une partie de la Haute-Marne, c'est-à-dire la Franche-Comté, la Bourgogne, la Lorraine.

Il ne faut pas oublier ce fait : le groupe des affections charbonneuses est transmissible de l'homme à l'homme.

§ 341. — Parmi les maladies qui se transmettent des animaux à l'homme, il en est une qu'il faut craindre par-dessus toutes, car il n'existe qu'un ou deux cas de guérison de cette maladie dans l'espèce humaine et l'on est souvent exposé à la contracter : cette terrible maladie est la morve.

§ 342. — Il est un fait qui est essentiel de faire connaître et d'accréditer, c'est que la transmission se fait le plus souvent par le seul séjour dans une écurie où règne la morve ou le farcin, qui ne sont au fond qu'une même maladie, ou par les soins donnés à des chevaux morveux ou farcineux. Un auteur, tout-à-fait digne de foi, cite même l'exemple d'une blanchisseuse qui a contracté la morve en lavant des linges souillés par un malade atteint de cette affection. Et c'est précisément dans ces cas que le mal prend une gravité extrême, ce qui tient à ce que le principe virulent a envahi les principaux organes avant que l'on soit averti du danger. D'autres fois, la contagion s'opère par une plaie que l'on regardait comme insignifiante, et qui peut être fort ancienne, telle que celle qui résulte de l'arrachement de ce qu'on appelle *envie*, ou d'une piqûre produite par une épine, par un brin de paille, par l'ardillon d'un harnais. Des individus ont contracté la morve pour s'être servi du mouchoir avec lequel ils avaient essuyé les naseaux des chevaux infectés, d'autres pour avoir bu dans le seau qui servait à abreuver des chevaux morveux. Un autre avait l'habitude de déposer dans la mangeoire de ses chevaux malades de la morve les galettes dont il se nourrissait. Un vétérinaire ayant reçu sur plusieurs points de la figure de l'ichor morveux, fût atteint d'un farcin complet. Dans ces cas d'inoculation directe, le mal s'annonce par des accidents locaux que l'on peut combattre avec espoir de succès dès le début.

§ 343. — Ne restez jamais à jeûn dans une écurie où sont des chevaux malades, encore moins devez-vous y coucher. Ne portez au visage aucun des objets qui auront servi à nettoyer ces animaux. N'introduisez pas les doigts dans leurs naseaux, siége du virus. Ne buvez pas dans les seaux d'écurie ; ne déposez dans les mangeoires rien de ce qui est à votre usage. Lavez avec le plus grand soin, avec de l'eau de savon, les parties du corps qui se seraient trouvées en contact avec la matière du jettage. Avez-vous quelque écorchure, la plus petite égratignure ? abstenez-vous de tout pansage et de tout pansement.

§ 344.—Les blessures produites par des objets chargés de pus, de sang ou d'une humeur quelconque provenant d'animaux morveux ou farcineux, sont de véritables plaies empoisonnées et réclament un traitement énergique, c'est-à-dire la cautérisation.

§ 345. — Parmi les causes de la morve chez les chevaux et celles qui favorisent sa transmission, figurent les fatigues excessives, le mauvais régime, longtemps continué et l'influence de l'air vicié des écuries malsaines et humides.

§ 346. — La morve est contagieuse du cheval au cheval, du cheval à l'homme et de l'homme au cheval, et en ce qui concerne la contagion de cette maladie, c'est vous donner un avis utile au plus haut degré que de vous recommander de ne pas vous en rapporter aux opinions qui avaient cours il y a une vingtaine d'années, ni aux livres qui faisaient autorité à cette époque, car l'immense majorité des vétérinaires et des médecins ne croyaient pas alors à la contagion, et je vais transcrire, pour ne pas vous laisser dans une dangereuse sécurité, les lignes suivantes puisées dans un ouvrage d'ailleurs justement estimé, la *Maison rustique du dix-neuvième siècle:* « La morve est-elle contagieuse? Voilà une « question qui a été bien débattue et qui est encore « indécise... J'aime donc mieux m'abstenir et me con- « tenter d'engager les propriétaires à la prudence, tout « en leur conseillant de *bannir ces craintes exagérées et* « *ces précautions ruineuses* qui, dans l'état actuel de la « science, seraient véritablement *déplacées*. Qu'ils évi- « tent avec soin d'exposer leurs animaux aux véritables « causes de la morve; *voilà le meilleur secret de les en* « *préserver*. Dans ces derniers temps même (1837), un « médecin très-distingué a soutenu que la morve aiguë « pouvait se transmettre d'un animal à l'homme et « réciproquement... L'expérience et l'observation sont « venues *convaincre* un grand nombre de praticiens de « l'absence de cette propriété contagieuse. »

Il est impossible d'émettre avec plus d'autorité une doctrine plus erronnée et plus dangereuse. C'est surtout à la campagne que se réfugient ainsi les vieilles erreurs médicales et l'on ne peut trop appeler l'attention des cultivateurs sur la contagion de la morve et sur les maux redoutables qu'elle peut infliger aux malheureux qui y sont exposés. La crainte salutaire de cette contagion ne saurait trop pénétrer dans les villages, car, mieux que n'importe quelle loi sanitaire, elle sera la sauvegarde de la santé publique et de la fortune des cultivateurs gravement compromise par une épizootie de morve.

§ 347.—Tout cheval morveux doit être abattu, quand bien même sa maladie s'annonce par des symptômes peu marqués, car, en fait de morve, il ne faut pas s'en rapporter aux apparences et croire à la bénignité du mal et surtout à sa curabilité, parce que les symptômes ordinaires ne sont pas tous réunis et saillants. Un cheval morveux peut vivre dix ou quinze ans. Il peut être utilisable et trop souvent même il est utilisé. Sous ces apparences les plus bénignes, la morve peut revêtir les caractères les plus dangereux au point de vue de la contagion. C'est surtout sous cette forme insidieuse qu'elle est redoutable pour l'homme, parce qu'il ne s'en méfie pas.

§ 348. — Les chevaux morts seront enfouis, sans être dépouillés, à 2 mèt. 50 cent. de profondeur et à des distances éloignées des habitations et du passage des autres animaux.

§ 349. — On trouvera, au paragraphe 443, un moyen efficace de désinfection des harnais des chevaux morveux et des écuries. Je me borne à dire ici que les effets d'habillement que portaient habituellement les personnes qui pansaient et soignaient les animaux morveux, les lits des domestiques devront être lessivés à l'eau de chlorure et passés ensuite à l'eau ordinaire.

§ 350. — La péripneumonie contagieuse des bêtes à

cornes ne serait-elle pas aussi transmissible à l'homme? Cette question a été posée dernièrement par un professeur des hôpitaux de Paris, au lit d'une fille de ferme qui avait soigné des vaches atteintes d'une maladie épidémique. Qu'on se rappelle qu'on ne songeait pas, il y a quelques années, à la communication de la morve.

§ 351. — En face de l'inanité des mesures et des moyens de toutes sortes proposés pour diminuer les effets désastreux de la rage, il faut recourir au seul moyen qui existe de nous en préserver; c'est la connaissance exacte des phénomènes trop peu connus qui annoncent le début de ce terrible fléau. « A ce moment l'animal se retire dans sa niche, il ne montre *aucune disposition à mordre et obéit* quoique lentement à la voix de son maître; mais il est comme crispé sur lui-même et cache sa tête entre sa poitrine et ses pattes de devant. Ensuite il devient inquiet, cherche une nouvelle place, retourne à son lit, s'agitte sans pouvoir trouver une position qui lui convienne; son attitude est sombre et suspecte; il va de l'un à l'autre comme pour demander du secours, loin de commencer par fuir la maison qu'il habite. S'il est d'un caractère doux et affectueux, il reste caressant plus peut-être même qu'à l'état de santé. Ce n'est que chez les animaux hargneux et méchants, que l'aspect devient terrifiant et que les yeux expriment la férocité. Un phénomène important à noter c'est la dépravation de l'appétit, l'animal se jettant sur des matières étrangères à l'alimentation, puis une soif intense qui semble résulter de l'inflammation de l'arrière-gorge et que l'on attribue souvent à une cause mécanique, à un os avalé, etc. Ce n'est enfin qu'à la dernière période de la maladie que l'on aperçoit la bave filante, regardée par les gens du monde comme un signe infaillible de la rage. Au début, au contraire, la gueule et la gorge sont sèches; mais il est un signe caractéristique auquel il est impossible de se tromper et que n'oublient jamais ceux qui l'ont entendu une seule fois, c'est le ***hurlement de la rage.*** »

§ 352. — Le chien seul n'est pas exposé à devenir enragé ; sur les 288 cas de rage étudiés par la commission qui, depuis dix ans, poursuit, en France, son enquête sur cette maladie, 188 provenaient de la morsure du chien, 26 de la morsure du loup, 13 de la morsure du chat et 1 de la morsure du renard.

§ 353. — On ne saurait répéter avec trop d'insistance que le seul refuge contre ce mal redoutable est la cautérisation immédiate avec le fer chauffé à blanc. Le médecin peut n'être pas là au moment de la morsure : voici ce qu'il convient alors de faire et ce que tout homme de cœur doit faire : le virus restant quelque temps dans la plaie avant de passer dans le sang, il est inutile de recourir à la compression par une ligature, puisque l'on a assez de temps pour détruire le poison sur place. En attendant que le fer soit chauffé, on exprimera les blessures afin d'en faire sortir la bave et le sang qui les imprègnent. On lavera ces blessures avec l'eau que l'on aura sous la main, avec de la salive, de l'urine, avec de l'eau salée, de l'eau de chaux. On rapporte que parmi des personnes qui venaient d'être mordues par un loup enragé, plusieurs se retirèrent en traversant une rivière et en lavant ainsi leurs plaies, et d'autres en passant sur un pont et que ces dernières seules furent atteintes de la rage. Un jet de liquide plein et rapide sera plus avantageux que de simples lotions. Il n'est pas nécessaire d'avoir un instrument spécial pour opérer la cautérisation : il suffit d'appliquer le plus tôt possible et profondément sur les blessures, bien essuyées, un morceau de fer chauffé jusqu'à ce qu'il soit devenu blanc, un bout de tringle, le manche d'une pelle, un fragment quelconque de forme étroite et allongé.

§ 354.— Si la morsure existe à un doigt, à l'extrémité du nez, au pavillon de l'oreille, n'hésitez pas à enlever la partie au-delà de la plaie. La plaie existe-t-elle sur d'autres points du corps, soyez assez ferme pour enlever tout ce qui est saignant; excisez plutôt trop que pas assez; puis cautérisez soit avec le fer, soit avec l'acide sulfurique dont on imbibe un peu de charpie ou de coton, si la personne mordue est pusillanime.

§ 355. — On fuit généralement le malheureux en proie à la rage pour éviter le spectacle de ses souffrances, ou parce que l'on craint d'être mordu ou d'être atteint par la salive. Que l'on soit rassuré. Loin de se livrer à des accès de fureur, le malade montre le plus souvent une tendresse extrême pour ses parents et ses amis. Il est très-rare qu'il cherche à mordre, et l'homme ne communique pas la rage.

Il est bon d'ajouter, pour dissiper toute crainte chez les personnes qui soignent un individu mordu ou déjà enragé, que le contact de la bave sur la peau saine, c'est-à-dire dont l'épiderme est intact, ne communique pas la rage, et que tant qu'il n'y a pas quelque écorchure ou égratignure, etc., la contagion est impossible.

§ 356. — Le cheval est sujet à deux espèces de gale; l'une non transmissible à l'homme; l'autre, au contraire, due à un acare identique à celui des carnivores, pouvant tracer des sillons sous l'épiderme et pouvant transmettre la psore ou gale. Le premier exemple de cette transmission à l'homme se montra, en 1855, sur des élèves d'Alfort qui avaient opéré un cheval galeux. On a observé, depuis, un grand nombre de faits qui mettent hors de doute la contagion de cette gale pour l'homme.

Il paraît prouvé que le cheval peut transmettre à l'homme la petite vérole (variole).

§ 357. — Il est une maladie parasitaire (poux) des oiseaux de basse-cour transmissible au cheval et à l'homme. Cette maladie, décrite pour la première fois en 1859, est déterminée par un insecte qui transmet rapidement la maladie des poules atteintes aux poules saines. On savait depuis longtemps, en médecine vétérinaire, que la cohabitation des animaux avec les poules ou les pigeons déterminait une maladie prurigineuse (accompagnée de démangeaisons). Mais, pour démontrer cette transmission au cheval, on a placé le parasite sous l'épiderme de cet animal, et il en est résulté de cette opération une maladie prurigineuse à l'excès, présentant tous les caractères de cette affection contractée par la cohabitation avec la volaille. Cette maladie s'appelle, chez le cheval, *phthyriase* ou *maladie pédiculaire.*

On a constaté plusieurs fois, sur des filles de basse-cour, des démangeaisons aux mains et aux bras tellement vives qu'elles étaient persuadées être atteintes de la gale; et, de plus, le parasite (sarcoptes mutans) déposé, sous un verre de montre, sur l'avant-bras a provoqué le développement d'une éruption vésiculeuse analogue à celle de la gale.

§ 358. — Ces différentes affections nous sont communiquées par des animaux malades; d'autres nous sont transmises par l'inoculation des venins, humeurs sécrétées chez certains animaux même à l'état de santé et qui leur servent de moyens de défense ou d'attaque. Les seules plaies ainsi empoisonnées que l'on observe en France, sont celles produites par la vipère et celles dûes aux abeilles, aux guêpes, etc.

§ 359. — Les parties de la France où la vipère est surtout commune sont les environs de Lyon, de Grenoble et de Poitiers. On sait qu'il y en a beaucoup dans la forêt de Fontainebleau. La vipère n'attaque point l'homme, ni les grands animaux; mais si elle est poursuivie ou foulée aux pieds, elle se redresse, enfonce les dents à travers la peau et y dépose son venin. Il est très-rare que la mort soit la suite de cette morsure: cela ne s'est vu que chez les enfants, les personnes débiles, cacochymes, ou lorsque la blessure a été faite au cou. Dans ce dernier cas, le gonflement énorme, suite ordinaire de l'inoculation du venin de la vipère, peut déterminer la mort par asphyxie.

La personne mordue est souvent éloignée de tout

médecin ; mais tout individu intelligent peut donner des secours efficaces. Il faut de suite établir une compression ou ligature aussi forte que possible entre la plaie et le cœur ; mais il ne faut laisser ce lien que peu de temps, sous peine de gangrène. Il est essentiel de détruire au plus tôt le venin, et la chose est facile : il suffit de tremper un morceau de bois mince et pointu dans du beurre d'antimoine, de l'eau forte (acide nitrique ou azotique), dans du vitriol (acide sulfurique) et d'en appuyer la pointe dans la morsure, de manière à y faire pénétrer une ou deux gouttes de caustique ; on recouvre la plaie avec de la charpie trempée dans la même liqueur. Le malade aura été placé dans un lit bien chaud ; on lui administrera, de deux heures en deux heures, dans une tasse de thé, de tilleul, de sureau, etc., cinq ou six gouttes d'eau de luce ou d'ammoniaque.

§ 360. — La piqûre des abeilles, celle des guêpes, mérite à peine généralement l'intervention du médecin. La douleur et l'enflure qu'elles déterminent se dissipent d'elles-mêmes. Des lotions d'ammoniaque, d'eau de goulard, d'eau salée, des onctions huileuses, les sucs d'une foule de plantes et notamment de persil, de mauve hâtent cette heureuse terminaison. On trouve quelquefois, en dehors de la plaie, la vésicule qui renferme le venin. Il faut s'empresser de couper l'aiguillon au-dessous de cette vésicule, avec des ciseaux, en évitant avec soin de la comprimer. Mais ces piqûres peuvent, dans quelques cas, devenir mortelles : un jardinier ayant mordu dans une pomme, où s'était retirée une guêpe, fût piqué près du voile du palais et périt suffoqué en quelques heures. Un jeune homme fût piqué, à l'arrière-bouche, par une guêpe qui était renfermée dans une bouteille dans laquelle il buvait : la mort survint très-promptement. Un autre, n'ayant pas aperçu une guêpe qui se trouvait au fond d'un verre, avala l'insecte qui le piqua dans la gorge ; une suffocation mortelle s'en suivit. Dans ces cas, l'intervention d'un médecin habile peut seule sauver les jours du blessé.

§ 361. — C'est un préjugé à peu près général à la campagne, qu'il ne faut pas toucher à un pendu ou à un noyé avant l'arrivée de la justice. Cette erreur et l'abstention qui en est la conséquence sont d'autant plus blâmables que souvent des asphyxiés par la corde ou par l'eau ont été rappelés à la vie, après une suspension ou une submersion prolongée. L'humanité, la charité, nous font donc un devoir, à défaut de prescription légale, d'agir sans la moindre hésitation, car tous les secours de l'art deviennent ordinairement inutiles si l'on perd un temps précieux à s'entourer de témoins et à requérir l'aide de la justice.

§ 362. — La première chose à faire pour un pendu, c'est de couper la corde, ensuite de desserrer ses vêtements et de le coucher sur un matelas, la tête élevée. On pratiquera sur tout son corps d'énergiques frictions avec des brosses, de la laine sèche ou imbibée d'eau-de-vie, d'eau de Cologne, ou avec des fers à repasser chauds. On comprimera les côtés de la poitrine, de manière à imiter les mouvements de la respiration. A défaut d'instruments spéciaux pour insuffler de l'air dans les poumons, on renversera la tête de l'asphyxié en arrière, on appliquera la bouche sur la sienne et on soufflera à plusieurs reprises; on continuera ces soins sans interruption, en y ajoutant même des lavements avec une bonne cuillerée à bouche de sel de cuisine, jusqu'à l'arrivée du médecin. Aussitôt que la chaleur, que la respiration se raniment, que le malade ouvre les yeux, la saignée est indiquée, et dans un cas de ce genre le retour à la vie fut dû à un berger qui, après avoir fortement comprimé le bras, déchira la veine avec un espèce de canif dont il se servait pour ses moutons.

§ 363. — Les mêmes soins conviennent au noyé. Seulement il faut incliner sa tête sur le côté pour faire rendre l'eau avalée. On irritera l'arrière-gorge pour déterminer un vomissement favorable à la respiration. On enlèvera la boue et l'herbe qui pourraient se trouver dans la bouche ou dans les narines. Il faut bien se garder de tenir un noyé les pieds en haut et la tête en bas. Le meilleur moyen de le réchauffer est de le placer dans une baignoire dont on échauffe l'eau graduellement. Quant il est revenu à lui, s'il peut avaler, on lui donne une cuillerée d'eau-de-vie.

§ 364. — L'asphyxie par le charbon est extrêmement rare à la campagne; mais on y rencontre quelquefois des personnes qui ont l'imprudence de se servir de braise pour se chauffer l'hiver, dans des chambres sans cheminée. D'autres, en se couchant, ferment la clef de leur poële pour conserver la chaleur. Il se répand alors dans l'atmosphère du gaz acide carbonique et du gaz oxyde de carbone, plus dangereux encore, en assez grande quantité pour produire la mort.

Il faut exposer l'asphyxié au grand air, fût-il très-froid, en le couchant sur le dos. On lui fera prendre de l'eau contenant un tiers de vinaigre ou de jus de citron; on aspergera, on frottera la poitrine et les autres parties du corps avec de l'eau vinaigrée, de l'eau-de-vie camphrée, de l'eau de Cologne ou tout autre liquide spiritueux. Après quelques minutes, on essuiera le corps avec des linges chauds; puis on recommencera les aspersions, pour essuyer ensuite. On chatouillera les parties irritables du corps, telles que les plantes des pieds; on irritera les narines avec les barbes d'une plume; on lancera dans le nez de l'eau-de-vie, du vinaigre, etc.; enfin, on insufflera de l'air dans les poumons de l'asphyxié. Il faut continuer ces secours pendant longtemps, alors même qu'il paraît mort, et souvent il faut opérer ainsi pendant plus de six heures pour le ramener à la vie. Il faut surtout persister dans l'insufflation de l'air. Une fois que la vie est redevenue sensible, on doit coucher l'asphyxié dans un lit chaud, les fenêtres ouvertes, et lui faire prendre, par petites portions, du vin chaud sucré. D'autres soins lui seront ensuite donnés par le médecin.

§ 365. — L'acide carbonique peut encore occasionner des asphyxies dans des cas qui ne sont pas malheureusement assez connus. Ainsi, d'une cuve remplie de jus de raisin en fermentation, placée à l'entrée d'une cave, il peut se dégager assez de ce gaz pour asphyxier les personnes qui se trouveraient dans l'intérieur de cette cave. La préparation de la bière et du cidre peut produire les mêmes accidents que celle du vin. Les caves des environs de Paris, des puits abandonnés, certaines excavations se remplissent souvent d'acide carbonique, provenant de matières organiques en décomposition.

En pareil cas, si l'on avait à retirer d'un endroit souterrain une personne atteinte d'asphyxie, on devrait, avant d'y pénétrer, y jeter de l'eau à laquelle on aurait ajouté de l'ammoniaque ou de l'eau de chaux, que l'on appelle aussi *lait de chaux*. Si on le peut, on couvrira la figure d'un masque qui par un tube reçoit l'air du dehors et isole ainsi les poumons de l'atmosphère viciée.

§ 366. — Il est presque toujours dangereux de s'aventurer dans un air qui ne peut alimenter la combustion d'une chandelle ou d'une bougie. Cet indice est un des meilleurs guides que l'on puisse consulter en pareille circonstances : cependant il ne faut pas avoir une confiance absolue dans ce moyen indicateur ; car il n'est pas rare de trouver des lampes et des chandelles qui brûlent encore auprès des asphyxiés par les produits de la braise ou du charbon.

§ 367. — S'il s'agissait d'assainir un puits, indépendamment du lait de chaux ou de l'eau ammoniacale, on pourrait établir une pompe à air, dont on ferait descendre le tuyau le plus profondément possible. L'air, ainsi aspiré, serait remplacé par l'air extérieur qui descendrait. A défaut de pompe, on pourrait établir, soit au-dessus, soit à côté du puits, un fourneau allumé, disposé de telle manière qu'une partie de l'air nécessaire pour entretenir la combustion provînt du puits. On le ferait arriver par-dessous la grille, en faisant communiquer celle-ci avec un tuyau qui descend au fond du puits. Ce tuyau peut être formé par quatre petites planches clouées et ajustées au fourneau et faisant fonction de cheminée d'appel.

§ 368. — S'agit-il d'une cave? On fait à plusieurs reprises des injections de lait de chaux qui absorbe peu à peu l'acide carbonique, et l'on établit un appel par le soupirail ou par toute autre ouverture.

§ 369. — Sous l'influence d'un froid considérable, les organes respiratoires diminuent d'activité et finissent par se paralyser. L'asphyxie arrive précédée d'une sensation qui n'est pas sans plaisir. Sous l'action de ce froid excessif « *quiconque s'assied s'endort*, et *quiconque s'endort ne se réveille plus.* » Le baron Larrey nous apprend que la marche non interrompue à laquelle il se livra pendant la retraite de Russie, jointe au soin qu'il prît d'éviter l'*approche du feu*, le garantit de la congélation. L'exercice doit être continuel et énergique.

Le traitement de l'asphyxie par le froid consiste à frictionner le malade avec de la neige, et, dans le cas où l'on ne pourrait s'en procurer, à le plonger dans un bain froid, dont on n'élève la température que successivement et avec la plus grande précaution. On fait ensuite des frictions avec de la laine sèche. Le malade est mis dans un lit non chauffé. Ce traitement a réussi dans des cas qui semblaient désespérés : vingt prisonniers autrichiens, pendant l'hiver de l'an 10, furent perdus pendant vingt-six heures dans les neiges du mont Cénis ; on les trouva engourdis, ne donnant plus aucun signe de vie. Placés dans des lits froids, frictionnés avec de la neige, puis avec de l'eau d'abord froide, ensuite dégourdie, ils furent promptement guéris. On a recours ensuite aux odeurs irritantes et aux liqueurs toniques et stimulantes.

§ 370. — Les effets du froid se bornent le plus souvent aux parties les plus éloignées du cœur, telles que les pieds, les mains, les oreilles. Cette asphyxie locale exige les mêmes soins. Un enfant ayant été ramassé dans la rue, le matin, avec les pieds glacés, on s'empressa de le mettre près d'un four de boulanger. Il en résulta des désordres si graves à un pied qu'il fallût pratiquer l'amputation. Les auteurs fourmillent de faits de ce genre.

§ 371. — On a donné le nom impropre d'asphyxie par la chaleur à l'état que l'on rencontre quelquefois chez les moissonneurs qui travaillent sous un soleil ardent. Les symptômes qui se manifestent alors consistent dans une grande anxiété, une gêne considérable de la respiration, une douleur de tête violente, des étourdissements. La face est rouge, les yeux sont injectés, le pouls est accéléré : dans quelques cas, il survient une syncope. Il existe des cas de mort subite. Le plus souvent les effets des rayons solaires se bornent à des fièvres cérébrales, à des érysipèles et à quelques autres symptômes exposés au chapitre de l'hygiène du travail (§ 290). Après l'asphyxie par la chaleur, il faudra jeter en abondance de l'eau froide sur la poitrine et le ventre, le malade étant couché sur le dos. On appliquera des linges trempés d'eau froide vinaigrée sur le front et sur la tête. On irritera les narines avec une plume, ou par des injections de vinaigre ou d'eau-de-vie ; enfin, on fera des frictions.

HYGIÈNE DE LA CONVALESCENCE.

§ 372. — La plupart des maladies abolissent le sentiment de la faim, comme si la nature prévoyante nous avertissait de nous abstenir d'aliments inutiles et dangereux. L'instinct est ici encore supérieur à notre raison dans beaucoup de cas ; car alors que, sans appétit, on veut manger par raison, nos animaux font diète avec une exactitude bonne à imiter. C'est par le retour de la faim que s'annonce la convalescence, et, sans cette condition, la convalescence ne peut être réputée comme bonne. Mais, gardez-vous de la satisfaire, surtout quand la maladie a eu pour siége l'estomac et les intestins. C'est ainsi que dans la convalescence des fièvres typhoïdes, par exemple, une indigestion peut amener une récidive trop souvent mortelle. La nourriture doit être proportionnée, non à la faim, mais à la faculté digestive de l'estomac. Dans le plus grand nombre des cas, en effet, le désir des aliments revient plus vite que la faculté de les digérer.

Ne confondez pas la faim réelle avec la faim apparente, sensation dûe à des tiraillements, à des maladies, à l'irritation ou à l'embarras de l'estomac. Mangez peu et souvent et n'oubliez pas que la *gloutonnerie a tué plus de monde que l'épée*. Soumettez longtemps les aliments à la mastication.

La nourriture est suffisante et cependant les forces ne reviennent pas: c'est que la convalescence n'est pas vraie et franche; il se couve une récidive ou quelque rechûte, et, en mangeant, ce n'est pas vous que vous nourrissez, mais bien la maladie.

§ 373. — Telle est l'importance du régime pour le convalescent, et la direction en est si délicate et si difficile, qu'il exige toute l'attention et la surveillance du médecin : ce que l'on ne sait pas assez à la campagne. Les fonctions sont encore faibles, débiles, et il suffit souvent de peu de chose pour déranger leur stabilité.

§ 374. — Le convalescent sera vêtu chaudement ; il ne s'exposera pas sans les plus grandes précautions au froid, à l'humidité, aux courants d'air, surtout à la suite des maladies aiguës de la peau, et, en particulier, de la scarlatine. On se gardera de dépouiller d'une partie de leurs cheveux les malades et les convalescents.

§ 375. — La marche régulière de la convalescence est souvent entravée, et sa durée très-longtemps prolongée par la reprise prématurée des travaux. Évitez au convalescent les grandes émotions.

DE QUELQUES HABITUDES MORBIDES.

§ 376.— Chez un certain nombre d'individus, il existe des habitudes morbides, c'est-à-dire qu'ils sont sujets aux récidives, et que toutes les fois qu'une cause morbifique vient à agir sur eux, c'est la même affection qui se développe. Les maladies que l'on voit plus souvent se répéter ainsi, sont: les différentes angines, les catarrhes, la fluxion de poitrine, la pleurésie, les érysipèles, les différentes hémorrhagies, la diarrhée, l'asthme, etc. Il est évident que cette répétition n'est que l'effet d'une prédisposition, d'une manière d'être particulière, et pour remédier à cette imminence morbide, qui est liée à la constitution, les avis d'un médecin sont nécessaires. Il faut, en effet, modifier cette constitution, annihiler des prédominances d'organes, etc.

§ 377. — C'est surtout après les saignées abondantes que l'on observe l'habitude morbide la plus caractérisée. Les paysans ont une trop grande confiance dans cet agent thérapeutique: pour eux, la cause principale des maladies c'est *le sang;* et le remède par excellence c'est la saignée. Aussi, lorsqu'ils se présentent chez le médecin, ce n'est pas, la plupart du temps, pour le consulter; ils savent que le sang les gêne: ils viennent se faire saigner. Les émissions de sang ne doivent être employées qu'avec la plus grande sobriété et quand elles sont positivement nécessaires. Sans cela l'habitude est contractée et il faut y revenir très-souvent, car le sang se répare et se forme avec une rapidité et une facilité extrêmes.

HYGIÈNE DE LA VIEILLESSE.

§ 378. — On peut, en moyenne, fixer à soixante ans le commencement de la vieillesse.

Chez le vieillard, les organes fatigués et, en outre, détruits par un long usage, et à la campagne trop souvent par l'excès de travail et un régime trop peu réparateur, les organes, dis-je, redeviennent plus impressionnables à l'action des agents qui nous entourent, en même temps qu'ils offrent à ces influences une moindre résistance. Le vieillard se rapproche donc de l'enfant. Chez l'un, les organes sont encore faibles, l'organisation est inachevée. Chez l'autre, les organes sont épuisés, usés. De là la nécessité, pour le vieillard comme pour l'enfant, de soins, d'attention et d'un dévouement tout particuliers.

§ 379. — La fréquence, chez les vieillards, des affections pulmonaires, des maladies du cœur, du cerveau, des reins, de la vessie, du rhumatisme, dit assez combien ils doivent être protégés contre l'action des variations brusques de la température, contre celle du froid ou d'une chaleur trop intense. Leurs vêtements seront donc plus chauds que ceux des adultes.

§ 380. — Après la chûte complète des dents, ou par l'effet de leur ébranlement, la mastication est imparfaite; c'est là une des causes de la lenteur des digestions chez les personnes âgées.

Les sucs gastriques ne dissolvant qu'avec peine des aliments qui ne sont pas assez divisés, les vieillards doivent faire usage d'aliments faciles à digérer, et, sous ce rapport, on ne peut qu'approuver l'usage habituel de la soupe qu'ils ont généralement à la campagne. La nourriture des vieillards sera modérée, peu abondante, surtout composée de viandes facilement digestibles. Ils mangeront très-lentement ; ils éviteront les indigestions qui peuvent avoir, à cet âge, les suites les plus graves. Leur boisson doit être légèrement tonique : un peu de vin leur sera très-utile pour favoriser la digestion ; mais pas d'eau-de-vie.

§ 381. — A la ville, il n'est pas rare, un repos trop complet succédant à une vie active, de voir bientôt se déclarer chez les vieillards des accidents d'une très-grande gravité et même mortels. A la campagne, la vieillesse est toujours agissante et ne s'arrête que vaincue par les infirmités ou la décrépitude. Trop souvent même, couverte à peine, exposée à toutes les intempéries, un morceau de pain dans son bissac, et ceci n'est pas du roman, elle se traîne à la suite de quelques têtes de bétail, plutôt qu'elle ne préside à leur garde ; réduite ainsi aux occupations des premières années.

§ 382. — Personne n'est plus digne de pitié que le vieux paysan malade, non pas seulement le pauvre, mais aussi celui qui par de continuels travaux, par des privations de toutes sortes, est parvenu à quelques économies. Que voulez-vous que le médecin puisse faire contre ses maladies ? C'est l'âge qui fait tout le mal : il ne faut que soutenir les forces. Le pauvre vieux meurt-il ? Il avait fait son temps ; il faut bien finir et tout est dit. Trop heureux souvent si Dieu le rappelle ainsi à lui : car il sera bientôt une charge et on le lui dira. Tout son bien ne va-t-il pas y passer, en aura-t-il même assez ?

Il serait bien temps que les vieux laboureurs eussent aussi leurs invalides : et les riches propriétaires deviendraient facilement leurs bienfaiteurs s'ils leur faisaient une petite part dans les dons et les legs qu'ils font aux villes.

§ 383. — Les maladies des vieillards sont le plus souvent graves ; mais plusieurs de celles qui font leur tourment sont presque inconnus aux paysans, telles sont notamment les affections des reins, de la vessie, la rétention d'urine, la goutte. Toute passion violente, la colère surtout, peut être chez eux la cause d'une mort subite. Les passions tristes ne sont pas moins à craindre. Lorsque la science et la nature seront impuissantes, les marques d'affection et de dévouement, les secours moraux pourront prolonger la vie des vieillards. Sachez d'ailleurs que vos enfants vous regardent.

§ 384. — La convalescence dans la vieillesse est comme dans l'enfance plus longue et plus pénible et la réparation de l'organisme est plus difficile. C'est assez dire quels soins assidus et intelligents elle réclame.

DE QUELQUES AVANTAGES HYGIÉNIQUES
DE LA VIE RURALE.

§ 385. — Que l'artisan de la campagne, exempt des vices qui mènent à la maladie et à la misère, ou que la misère engendre, assuré d'un travail sans chômage et relativement bien rémunéré, protégé dans sa gêne momentanée par la bonne réputation et par le crédit qu'obtient toujours un ouvrier honnête, laborieux et stable connaisse bien tous ses avantages sur les travailleurs des grands centres.

Que le cultivateur plus aisé, et par cela même plus ambitieux, sache bien que sous les splendeurs des villes sont cachées en foule des misères et des maux.

§ 386. — Que de priviléges réservés à la campagne! La mortalité y est beaucoup moindre. Ceux qui l'habitent sont moins souvent atteints par les maladies que produisent les passions, la corruption et l'insalubrité des villes, telles que la fièvre typhoïde, la phthysie pulmonaire, les scrofules, le rachitisme. Un mal, dont je n'écrirai pas le nom, maladie honteuse qui jette le malheur au milieu des familles, qui corrompt le sang, qui détruit ou empoisonne la vie dans son germe, n'a pas étendu jusqu'à nous sa funeste contagion. Les maladies mentales, lamentables conséquences des passions violentes, sont ignorées à la campagne, et les paysannes, tout entières au soin du ménage et de la famille, envieraient-elles le luxe et la vie oisive des dames de la ville, si elles les avaient vues en proie à leurs terribles maux de nerfs, à tous les tourments de l'âme?

§ 387. — Peut-être avez-vous regretté de ne pouvoir vous asseoir aussi à ces tables somptueuses où sont accumulés des mets et des vins de toutes sortes? Mais voyez ces convives à l'estomac fatigué et sans désir; ils hésitent et goûtent à peine du bout des lèvres à ces plats si appétissants, à ces vins exquis. Ils ne peuvent plus avoir faim ! Et puis, sachons bien que les pauvres sont moins souvent malades, faute de nourriture, que les riches ne le deviennent pour en prendre trop.

§ 388. — Avez-vous vu, car les paysans sont à l'abri de ces maux, un goutteux aux prises avec les tortures de l'une de ses fréquentes attaques, ou déformé et cloué dans son fauteuil ou dans son lit, ou bien un de ces incurables chez lesquels le rhumastisme élit son domicile ? Ou bien encore un calculeux au milieu de ses atroces coliques ? Voyez cet homme adulte encore et plein de vigueur : dans ses pieds et dans ses jambes la vie ne se manifeste plus que par de cruelles douleurs : ils sont frappés de gangrène. Eh bien ! ces délabrements d'estomac, cette goutte, ces rhumatismes, ces pierres des reins et de la vessie, cette gangrène des extrémités, si justement appelée gangrène des gens riches, sont les tristes et ordinaires conséquences qu'entraînent la bonne chère et les excès de table.

§ 389.—Telle bonne villageoise voudrait bien que ses enfants eussent aussi de beaux berceaux, de riches habits en soie et en dentelle, de chaudes fourrures, des friandises, des sucreries, etc., qui sera bien surprise d'apprendre que tout ce luxe et cette abondance n'empêchent pas que la mortalité des enfants ne soit effrayante dans les villes.

§ 390. — Que de jeunes et robustes paysans voient leur santé s'altérer à la ville. Heureux si un prompt retour dans leur famille peut réparer les funestes effets d'une imprudente émigration !

§ 391. — Mais les maladies ne sont pas seulement moins graves et moins nombreuses à la campagne ; le recouvrement de la santé y est plus facile et plus prompt. Et telle est l'influence salutaire de l'air pur que l'on y respire, qu'elle produit quelquefois seule des cures que n'avaient pu obtenir tous les efforts de la science. C'est un fait avéré encore que les opérations et les accouchements sont pratiqués avec moins de succès à Paris et dans les grandes villes que dans les petites localités. Si je ne me trompe, l'opération césarienne qui a réussi assez souvent, quoique faite par d'obscurs médecins ruraux, a toujours échoué à Paris, quoique pratiquée par nos maîtres.

§ 392. — Ne dites pas que les travaux agricoles sont trop pénibles, que ceux de la ville sont plus doux, plus faciles. L'important, c'est que les vôtres ne soient pas au-dessus de vos forces et que votre santé n'en souffre pas. On travaille plus gaiement et l'on chante plus ; on a meilleure mine dans les champs que dans les ateliers et dans les magasins. Vos travaux sont moins rétribués, moins productifs, et, par suite, vous ne pouvez donner à vos besoins la satisfaction nécessaire. Mais, si vos salaires, vos bénéfices sont moins élevés, ils sont plus assurés, car la terre est un banquier qui ne faillit pas, son industrie ne chôme pas, et, quant à vos besoins, ils sont moins nombreux et moins exigeants. Or, l'aisance, le bien-être ne consistent pas principalement dans la faculté qu'ils procurent de satisfaire à un très-grand nombre de besoins, dont la plupart sont factices et ne sont que des passions, ils consistent réellement dans un rapport convenable, dans l'équilibre et l'harmonie entre les besoins naturels et les moyens d'y pourvoir ; et l'on peut affirmer qu'il n'est pas un seul de ces besoins vrais, qu'avec du travail et de l'économie, on ne puisse contenter maintenant à la campagne. Trop heureux donc les cultivateurs s'ils connaissaient leurs biens !

« C'est ainsi que vous pourriez vivre aussi, ô grands, « et multiplier vos jours... Vous cherchez tous les jours « quelque spectacle nouveau : il n'y en a pas de plus « nouveau que le bonheur des hommes. Vous en voulez « d'intéressants : il n'y en a point de plus intéressants « que celui de voir des familles de pauvres paysans « répandre la fécondité dans vos vastes et solitaires « domaines. »

HYGIÈNE PUBLIQUE.

§ 393.—Les notions qui précèdent ne s'adressent qu'à l'individu, ou à une collection peu nombreuse d'individus, telle que la famille, etc. Je vais, me conformant au programme de la Société médicale, indiquer quelques mesures plus générales qui pourraient être prises ou remises en vigueur, dans l'intérêt de la santé publique, par les autorités départementales et communales.

§ 394. — Il est d'abord une chose triste à constater, mais qu'il est nécessaire de dire : les autorités locales, à la campagne, ignorent ou négligent, en général, absolument la police sanitaire, et il est trop fréquent de voir échouer, devant leur insouciance, les efforts de l'administration supérieure relatifs à la salubrité publique.

§ 395.— La police des rues, des places publiques exige toute la surveillance des autorités municipales. L'humidité, la stagnation des eaux ne sont pas seulement à craindre dans les basses localités ; elles existent aussi dans beaucoup de communes situées dans les plaines, et dont le sous-sol est imperméable, le sol plat et couvert de hautes futaies, dont les rues sont étroites et reçoivent les eaux des cours et les purins, etc. La nature des toits influe encore sur le plus ou moins d'humidité. L'eau tombe avec rapidité des toits en dur et lave la surface du sol, tandis que les couvertures en chaume en retiennent une partie et ne s'égouttent que lentement. Les toits en ardoises, en tuiles, etc., garnis de gouttières, devraient remplacer les couvertures en chaume. Dans les départements et dans les communes ou ces dernières sont prohibées, les jugements qui en prononcent la démolition devraient être exécutés.

§ 396. — Les boitouts ou puisards seront très-utiles et suffiront souvent dans ces communes pour les préserver des atteintes de l'humidité. (§ 117).

§ 397. — Les vallées pour lesquelles l'humidité est un

fléau permanent, trouveront un moyen efficace d'assainissement dans le drainage des rues et des places publiques.

L'église de Lorrès (Loiret) où l'eau courait habituellement sur les dalles, après la moindre pluie, a été assainie au moyen du drainage pour une dépense totale de 143 francs, et encore ce chiffre n'a été atteint que parce que l'on a dû traverser, pour donner le débouché nécessaire aux conduites, des murs de refend souterrains, très-épais et très-durs, dont on ignorait l'existence.

§ 398. — Tout écoulement sur la voie publique des eaux de fumier, de boucherie, des eaux ménagères, des différentes lies sera empêché ou réprimé.

§ 399.—Les arbres seront élagués avec soin et plantés à la distance légale des rues et des places.

§ 400.—Les rues et les places publiques seront tenues dans un constant état de propreté. Les boues seront ramassées au moins tous les huit jours dans les temps humides et pluvieux, et transportées aussitôt loin des habitations. L'agriculture y trouvera son compte aussi bien que l'hygiène, et les communes en retireront un revenu, car les boues des rues sont un excellent engrais, généralement meilleur que le fumier de ferme ordinaire. Il ne sera fait aucun dépôt de fumier sur la voie publique.

§ 401. — Les autorités municipales ne sauraient déployer trop d'efforts et s'imposer de trop grands sacrifices pour doter leur commune d'une eau saine et abondante; car les eaux insalubres, malsaines sont l'un des plus puissants obstacles aux progrès de l'agriculture et à l'accroissement des populations.

§ 402. — Dans les localités pourvues de ce précieux liquide, ces autorités doivent veiller à ce que rien n'en altère la bonne qualité. Elles ne permettront pas que certaines industries versent dans les cours d'eau leurs résidus qui rendent insalubres l'usage et même le voisinage de ces cours d'eau. Parmi les usines qui entraînent ces inconvénients sont les sucreries, les féculeries, les distilleries, les papeteries, les fabriques de gaz, les blanchisseries, les buanderies ou lavoirs, les ateliers consacrés au lavage des laines. Les maires ne sauraient trop porter leur sollicitude sur les routoirs. Une circulaire ministérielle adressée aux Préfets, le 7 juillet 1832, leur donne, à cet égard, les instructions nécessaires. C'est à eux, éclairés par les avis des conseils de salubrité d'arrondissement ou de canton, qu'il appartient de faire des réglements qui obligent les habitants à se soumettre aux dispositions jugées convenables dans l'intérêt de la santé publique. C'est en se conformant à cette législation qu'en 1859 le Préfet du Var défendit le rouissage du chanvre dans les rivières de ce département. (§ 13).

§ 403. — Dans les communes réduites à se servir d'eau de mares, il est de toute nécessité que les autorités locales entourent ces réservoirs des plus grands soins pour s'opposer à l'altération de l'eau. Les parois des mares seront taillées à pic, ou en talus très-raides : elles seront en briques. Si l'on veut combattre plus efficacement encore la corruption de l'eau des mares, il faut non-seulement les parementer, mais encore les paver avec du mâchefer. (§§ 239, 270). C'est encore une question controversée que celle de l'utilité des plantations sur le pourtour des mares.

§ 404. — Les mares publiques ne communiqueront pas avec celle des cours. Elles ne doivent être alimentées que par l'eau de pluie. Pour leur plus grande pureté, il sera bon d'établir à la surface du sol, au pourtour du bassin, un fossé pavé, peu profond, dans lequel viendront se réunir les eaux provenant des terrains voisins, et où elles déposeront le limon qu'elles pourront contenir avant de pénétrer dans la mare. Des ouvertures assez nombreuses, étroites et placées à 20 ou 30 centimètres du fond du fossé, seront ménagées dans la maçonnerie pour cet objet.

§ 405. — Les mares publiques ne devraient pas servir

d'abreuvoirs; les bestiaux ne devraient pas y entrer : ils remuent la vase et troublent l'eau et ils y perdent leurs excréments et leur urine. Au moins devrait-il y avoir un accès distinct pour eux, et cet accès serait pavé avec du mâchefer et entouré d'un barrage. Les oies, les canards ne devraient pas y être admis.

§ 406. — Il faut éviter que la vase des mares reste à découvert, à cause des exhalaisons malsaines qui s'en dégagent. Cette vase sera enlevée tous les ans, en temps de sécheresse, avec les précautions usitées pendant les travaux dans les marais, et, pas plus que les produits du curage des ruisseaux, des biefs d'usines, des fossés, etc., cette vase ne séjournera dans l'intérieur des communes. Ces matières *fertilisantes* seront transportées dans les champs au fur et à mesure de leur extraction.

§ 407. — Si les mares sont entourées d'arbres, le curage devra se faire à des époques plus rapprochées. Il faudra alors draguer le fond des mares avec de longs rateaux, pour extraire les feuilles en putréfaction.

§ 408. — Les puits publics seront éloignés des mares, des fumiers, des purins, curés souvent et entourés d'une cage qui sera à jour pour favoriser la circulation et le renouvellement de l'air. Une ceinture de drains suffirait souvent pour s'opposer à l'infiltration dans les puits des eaux de mauvaise qualité.

§ 409. — Les communes qui ne peuvent recourir qu'à l'eau du ciel, se procureront parfaitement, à l'aide de citernes et surtout de citernes vénitiennes, une eau de très-bonne qualité. Les agents-voyers leur offriront toutes les connaissances nécessaires pour diriger et surveiller la construction de ces excellents réservoirs. (§ 256).

§ 410. — On a vu (§ 300, etc.) quels dangers peut entraîner la putréfaction à l'air libre des corps des animaux. Ces dangers sont si grands que je crois devoir transcrire ici les articles de la loi relatifs à l'enfouissement de ces foyers d'infection. « Les bestiaux morts doivent être enfouis dans la journée à quatre pieds (1 m. 29 c.) de profondeur, par le propriétaire et dans son terrain, ou voiturés à l'endroit désigné par la municipalité pour y être également enfouis, sous peine, par le délinquant, de payer une amende de la valeur de trois journées de travail et les frais de transport et d'enfouissement... Si l'animal est mort à la suite d'une maladie contagieuse, l'enfouissement doit être fait dans une fosse de huit pieds (2 m. 59 c.) de profondeur et à cinquante toises au moins (97 m. 450 c.) des habitations. »

Ce n'est pas l'enfouissement du gros bétail seulement que la loi exige : elle est applicable aussi à ceux qui jettent sur la voie publique de petits animaux, tels que des chats, des lapins, des rats, de jeunes porcs, des agneaux, des volailles et notamment aux taupiers.

§ 411. — Une surveillance active doit être exercée sur les chevaux morveux ou atteints de la gourme, que l'on expose sur les marchés.

M. le conseiller d'État, Cornuau, préfet de la Somme, vient de réorganiser l'inspection officielle des animaux sur les marchés.

§ 412. — La vente par catégorie de la viande de boucherie serait, à la campagne, une mesure essentiellement hygiénique. Mais il est à craindre qu'un long temps ne s'écoule avant que les autorités rurales en comprennent la haute portée. Ses résultats, si appréciés dans les villes, sont : une grande extension dans la consommation des viandes de qualité moyenne et de troisième qualité, dont le pouvoir nutritif est plus grand qu'on ne le croit en général ; une alimentation plus variée, plus complète et plus salubre. Qu'on se rappelle l'influence de la nourriture sur le travail effectif.

§ 413. — Le poisson de rivière serait pour beaucoup de localités une ressource d'une utilité incontestable, si les lois et les réglements qui régissent la pêche fluviale étaient plus généralement appliqués.

§ 414. — La répression de l'exercice illégal de la médecine et de la pharmacie serait un grand service à rendre aux habitants de la campagne, et, pour y parvenir, les autorités ont tout simplement à demander l'exhibition des diplômes exigés des médecins et des pharmaciens par les lois des ventôse, an x, et germinal an xi.

La liste des médecins et des sages-femmes devrait être affichée tous les ans, ainsi que cela se pratique pour les vétérinaires.

§ 415. — L'hygiène n'est pas moins intéressée que l'économie rurale et la morale à la propagation parmi toutes les classes d'une instruction convenable et d'une éducation religieuse. Elle ne peut donc qu'applaudir aux efforts qui ont pour but la fréquentation des écoles, l'instruction obligatoire, l'établissement de bibliothèques communales, la diffusion par le colportage de livres bien choisis et appropriés aux besoins de la population rurale et à la propagation des principes religieux, base de la société.

§ 416. — La sollicitude des administrateurs doit se porter souvent sur les salles d'école, dont beaucoup laissent à désirer sous le rapport de la salubrité. Il n'est pas rare, en outre, qu'elles soient fréquentées par des élèves malpropes, livrés à la vermine ou atteints de maladies contagieuses, telles que la gale, la teigne, la coqueluche, la rougeole, la scarlatine, la petite vérole, etc., d'où la nécessité d'inspections fréquentes.

§ 417. — Ce serait remplir un but essentiellement hygiénique et moral que de substituer aux jeux dans les cabarets, les divertissements sur la place publique.

§ 418. — Toutes les mesures et les institutions qui auraient pour résultat l'aisance plus grande, telles que l'établissement de banques locales, la multiplication des caisses d'épargne, des sociétés de secours mutuels, etc., devraient appeler l'attention et le zèle de tous les administrateurs éclairés et de tous les philanthropes.

NOTIONS SUR L'HYGIÈNE DES ANIMAUX.

§ 419. — Que d'existences humaines sont intéressées, attachées même à l'existence d'une paire de bœufs, d'une vache laitière, d'un cheval de labour, d'animaux moins élevés encore, d'un troupeau de moutons, de dindons, etc.: perdre ces animaux, c'est quelquefois tout perdre pour le paysan. Et puis, quel produit, quel travail utiles obtenir d'un animal souffrant, malade, d'une mauvaise constitution? Ajoutons les dangers des maladies qui se transmettent des animaux à l'homme, et l'on comprendra que quelques notions d'hygiène vétérinaire ne seront pas ici déplacées. Et notez bien que le cultivateur n'est pas seul intéressé à la prospérité de la ferme. L'insuffisance de la production en viande, en céréales, etc., fait assez voir que c'est là une question vitale pour la société tout entière.

Les animaux domestiques que l'on élève en France donnent, il est vrai, plus d'un milliard: mais la viande, dont la production pourrait être doublée, est-elle en quantité suffisante? A-t-on atteint le bon marché tant désiré? Et veut-on avoir une idée fort au-dessous de la réalité des pertes causées par les épizooties? En 1859, dans le département de la Somme, ces pertes (et toutes n'ont pas été constatées) se sont élevées au chiffre de 108,000 francs, à répartir entre 470 propriétaires: et ces pertes ont été moindres qu'en 1858. Si l'on considère, en outre, que ces funestes résultats sont dûs, en grande partie, à l'ignorance et à l'absence d'une hygiène convenable, on nous approuvera d'avoir consacré toutes ces pages à enseigner aux possesseurs d'animaux les principaux soins qu'ils doivent leur donner.

APERÇU DES CAUSES PRINCIPALES DES MALADIES LES PLUS COMMUNES CHEZ LES ANIMAUX.

§ 420. — Parmi les causes du *charbon*, les vétérinaires font figurer l'usage d'aliments avariés et d'eau altérée, l'insalubrité des habitations, les travaux forcés; la plupart d'entre eux, ainsi que la plupart des médecins, ne croient pas au développement spontané de cette maladie chez l'homme, et, pour eux, les animaux sont les seuls créateurs du virus charbonneux.

Les maladies charbonneuses observées chez les oiseaux de basse-cour ont presque toujours eu pour cause principale la saleté et l'odeur infecte des poulaillers mal aérés, dans lesquels on avait laissé s'accumuler quelquefois jusqu'à un pied (3 décimètres) de débris de toute sorte et d'excréments.

§ 421. — Les causes de la *fièvre aphtheuse*, ou cocote, cette maladie du bétail qui existe toujours quelque part et qui est contagieuse, paraissent être l'action d'un air froid et humide, celle de l'atmosphère malsaine des étables et de l'usage d'aliments irritants, d'eaux bourbeuses.

§ 422. — L'*entérite* diarrhéique compte au nombre de ses causes l'usage de mauvaises eaux, de foins rasés, rouillés, poudreux, moisis, et autres aliments de mauvaise nature. Il en est de même de la *gastro-entérite*.

§ 423. — La *gale* peut se développer spontanément par la malpropreté; elle se montre souvent chez les animaux qui travaillent beaucoup et qui ont une mauvaise nourriture et sont exposés à toutes les intempéries. Elle peut se communiquer aux autres animaux de même espèce par contact immédiat ou par l'intermédiaire des objets qui ont été en rapport avec les animaux malades. La gale du cheval est, en outre, contagieuse pour l'homme.

§ 424. — Les causes des *dartres* sont la chaleur excessive, la malpropreté, la mauvaise nourriture, les eaux malsaines, la disette, la misère, les travaux excessifs, les logements humides et mal aérés, les localités basses, humides et marécageuses.

§ 425. — De toutes les causes auxquelles la *morve* peut être rattachée, la plus efficace, la plus fréquente, c'est le travail exigé jusqu'à l'épuisement, surtout quand le cheval est nourri peu et avec des aliments d'une qualité inférieure.

Le manque ou l'insuffisance d'air pur, le défaut de renouvellement de l'atmosphère des écuries, où sont réunis journellement un grand nombre de chevaux sains ou malades, l'humidité, sont encore, et incontestablement, des conditions de mauvaise hygiène sous l'influence desquelles on voit souvent naître le *farcin* et la *morve* qui ne sont qu'une seule et même maladie.

Il est constant et proclamé par tous les officiers généraux et par tous les vétérinaires militaires, depuis le commencement des guerres du premier Empire, que, même dans les campagnes, dans les expéditions où les chevaux fatiguent le plus et sont plus irrégulièrement et moins bien nourris, les régiments au bivouac perdent sensiblement moins de chevaux de la morve ou du farcin qu'ils n'en perdent en pleine paix, quand les chevaux passent la plus grande partie de leur temps dans les écuries encombrées et mal aérées des casernes, où cependant leur hygiène alimentaire est beaucoup mieux soignée.

Il est constant que depuis que l'administration de la guerre a fait agrandir et aérer davantage les écuries de ses quartiers de cavalerie, la mortalité par morve et farcin a diminué chaque année progressivement, bien qu'aucune autre condition d'hygiène hippique n'ait été changée. Cette mortalité est tombée, en huit ans, de 35 sur 100 à 18.

Il est constant qu'à l'école d'Alfort, depuis que les écuries actuelles grandes et largement percées, ont remplacé les premières, étroites, peu élevées, très-incomplètement aérées, où l'air difficilement renouvelé était toujours très-impur, on n'observe plus que très-rarement de ces affections catarrhales, de ces maladies longues, de ces suppurations qui finissaient par le farcin et la morve.

Il est constant, et je m'arrêterai à ce dernier exemple, qu'à l'heure qu'il est les régiments de l'armée qui, depuis plusieurs années, perdent incomparablement le moins de chevaux de morve ou farcin, sont les quatre dont les commandants maintiennent systématiquement les écuries largement ouvertes jour et nuit. Les vétérinaires de l'armée placent parmi les causes qui donnent naissance à la morve la mauvaise habitude de panser, le matin, les chevaux au dehors des écuries où ils restent exposés aux courants d'air froid, desquels résultent des arrêts de transpiration.

Les affections morveuses sont encore assez souvent la conséquence d'anciens écoulements brusquement taris, ou de suppurations qui déterminent sur les animaux d'une faible constitution, ou épuisés par une mauvaise hygiène, la fatigue ou la maladie.

Enfin, notons l'influence fâcheuse de l'usage de mauvais fourrages, d'un mauvais régime longtemps continué.

On voit que toutes ces causes de la morve agissent en affaiblissant l'économie, en appauvrissant le sang.

§ 426. — La *gourme*, ce *cousin-germain* de la morve, selon l'expression des anciens vétérinaires, est aussi considérée comme contagieuse. Causes principales : refroidissement, arrêts subits de transpiration, séjour dans des écuries froides et humides, etc.

§ 427. — L'affection qui vient en première ligne, en raison des pertes qu'elle fait subir, c'est la *pleuro-pneumonie* du gros bétail. Tous les vétérinaires d'arrondissement, pour le département de la Somme, citent, parmi les causes de cette maladie, le séjour des animaux dans des étables trop basses, sans jour, non aérées et voisines trop souvent de fumiers et de mares infectes. Mais la cause principale, et sur laquelle ils sont unanimes d'opinion, c'est la contagion.

§ 428. — Les causes de la *fluxion* périodique, causes prédisposantes au moins, sont entre autres : les aliments mal récoltés ou avariés, l'influence des pâturages marécageux, des lieux bas et humides, des brouillards, des prairies rendues fétides par certains engrais, tels que les égoûts des villes, le limon des fleuves.

§ 429. — Les *eaux-aux-jambes*, la *fourchette pourrie, échauffée*, sont produites, en partie, par des écuries malpropres, par le séjour des animaux dans des lieux humides, et surtout dans l'urine et le fumier.

§ 430. — La *pommelière* (phthysie des bœufs) est attribuée à l'influence du séjour dans des étables basses et humides, chargées de vapeurs et de miasmes, privées de lumière et de bon air, encombrées de fumier, aux boissons malsaines.

§ 431. — Chez les moutons, la *pourriture* ou *cachexie aqueuse* est particulièrement occasionnée par l'humidité des prairies et les boues âcres. Les litières imprégnées d'urine et d'excréments sont, dit-on, les causes du *piétin*, affection regardée comme contagieuse.

§ 432. — Cette énumération très-incomplète prouve suffisamment tous les inconvénients et les dangers auxquels s'expose le cultivateur qui néglige de donner à ses animaux les soins dont ils ont besoin et sur lesquels je vais donner quelques détails.

DES HABITATIONS RURALES.

§ 433. — Dans presque toutes nos anciennes fermes, les granges ont un grand développement, tandis que les bergeries, étables, écuries, porcheries, sont trop restreintes. La France, prise en masse, est inférieure à ses voisins pour les constructions rurales; ces constructions, dans certaines contrées, comme la Sologne, une partie du Berry, le Bas-Poitou, les Landes, la Bretagne présentent un aspect véritablement repoussant, et il faudrait aller jusque dans les parties les plus pauvres et les plus reculées de la Pologne, de la Russie, de la Hongrie, pour voir quelque chose de semblable. Dans la plupart des provinces que je viens de citer, les constructions rurales sont en terre; mais, au lieu de l'employer par la méthode perfectionnée du pisé (1), que la nature des terres admettrait presque partout, on la combine avec le bois, sous forme de *bauge* ou *torchis*, ce qui donne des bâtiments qui, au bout de quelques années, laissent passer les vents et la pluie, les rats, fouines, belettes, renards et jusqu'aux loups.

§ 434. — Dans la Basse-Bretagne et dans quelques parties des montagnes du Jura, le même local, n'ayant au milieu qu'une séparation à hauteur d'appui, sert au logement des hommes et à celui des bœufs, vaches, chevaux et porcs : et il ne faut pas croire que ces misérables bâtisses n'appartiennent qu'à la petite culture; on les trouve dans les petites et moyennes fermes et même dans les grandes.

§ 435. — Lorsqu'il s'agit de logements pour les bestiaux, mettez en première ligne les conditions d'une bonne hygiène, de l'air, de la lumière, un écoulement prompt des urines, et une fermeture suffisante pour maintenir une température convenable dans l'intérieur.

§ 436. — Une ferme sera propre si tout y est à sa place. La propreté c'est surtout l'ordre : le fumier et le purin ne sont pas sales dans la fosse à fumier, dans le trou à purin ; l'un et l'autre sont malpropres lorsqu'ils s'étalent dans la cour, sur tous les passages et jusqu'à la porte de l'habitation. Une cour est malpropre quand elle est transformée en une fondrière où voitures,

(1) Le pisé est une méthode de construction en terre qui se fait au moyen d'espèces de briques qu'on fabrique sur place avec de la terre argileuse, foulée avec un pilon de bois dans un moule en bois, ou simplement battue entre deux planches. Ces briques sont posées par assises et reliées entre elles avec de la même terre, délayée en forme de ciment. Les constructions en pisé sont communes aux environs de Lyon. Dans l'Allier, les constructions sont quelquefois aussi en pisé. — Quand le pisé est fait avec de la terre bien choisie et des soins suffisants, il acquiert la dureté de la pierre et dure des siècles.

hommes et bestiaux pataugent dans la boue. Une étable peut être propre, quoi qu'on y laisse le fumier pendant deux jours, pourvu qu'elle ait les dispositions nécessaires pour l'écoulement prompt et complet des urines, que la litière soit donnée en quantité suffisante et que le passage des hommes reste libre : mais il y a malpropreté si foin, paille, fourrages verts traînent partout.

§ 437. — Sans doute l'ordre et la propreté dépendent beaucoup de l'exploitant ; mais l'emplacement et la disposition de la ferme y sont pour beaucoup aussi. Quelques-unes de ces conditions de salubrité sont le drainage de la cour et des bâtiments, l'écoulement facile des eaux, l'établissement d'une bonne fosse à fumier avec trou à purin, un bon ordonnancement de bâtiments.

HYGIÈNE DES ÉCURIES.

§ 438. — L'influence de l'exiguité de l'écurie sur la santé des animaux est infiniment plus grande qu'on ne le pense communément. La gêne continuelle qu'elle occasionne, la privation du repos et d'une partie de la ration qu'elle entraîne pour quelques-uns, sont des causes d'épuisement qui agissent puissamment surtout sur ces derniers, et concourent au développement de maladies redoutables. Nous avons vu déjà que dans les régiments de cavalerie l'exiguité de la place, que l'étendue insuffisante des écuries permet d'accorder aux chevaux, est regardée comme une cause très-influente de l'invasion de la *morve*. Il faut donc que l'écurie soit spacieuse, et pour satisfaire à cette condition elle doit avoir au moins 12 pieds de hauteur et son étendue doit permettre d'accorder à chaque cheval un espace de 60 pieds carrés, dont 5 en largeur et 12 en longueur.

Voici les dimensions usitées dans les casernes. L'écurie de 5 à 8 chevaux sur un rang doit avoir :

1° Quatre mètres au moins de hauteur, du sol au plafond ;

2° Six mètres de largeur d'un mur à l'autre ;

3° De 12 m. 50 cent. à 14 mètres de longueur.

L'écurie de 5 à 8 chevaux, sur deux rangs, doit avoir :

1° Dix mètres 40 cent. de largeur, s'ils sont croupe à croupe ;

2° Douze mètres s'ils sont placés tête à tête.

§ 439. — Mélangé avec les produits des transpirations pulmonaire et cutanée, infecté par les vapeurs qui s'exhalent des matières excrémentielles, enfin échauffé par le contact des animaux, l'air des écuries deviendrait tout-à-fait nuisible, et serait même bientôt impropre à entretenir la vie, s'il n'était sans cesse renouvelé. Les murs de *façade* seront percés d'ouvertures opposées les unes aux autres et à travers lesquelles puissent s'établir des courants dépurateurs. Ces *croisées* doivent être dans la proportion d'une pour trois chevaux : leur dimension doit être d'un mètre carré ; elles seront à trois mètres du sol, de manière que la partie supérieure arrive au niveau du plafond, car les miasmes et les autres émanations malsaines s'élèvent et se rassemblent surtout dans cette partie. La santé des animaux n'a rien à redouter des courants d'air qui s'établissent au-dessus d'eux. Dans les grandes chaleurs, on fermera ces ouvertures pendant le jour.

Dans les petites écuries, des châssis en toile ou en verre sont nécessaires pour maintenir leur atmosphère convenablement chaude.

§ 440. — Mais il est nn aérage bien supérieur à celui que l'on obtient par les fenêtres et par les portes seules, c'est celui qui résulte de la combinaison de ces ouvertures avec des *cheminées* qui sont tout simplement des conduits formés de quatre planches assemblées à l'aide de quelques clous et dont les ouvertures sont percées, l'une dans le plafond, l'autre dans la toiture. Ces cheminées d'aérage doivent s'élever un peu au-dessus de la toiture, d'un demi-mètre ou d'un mètre environ. L'expérience prouve qu'une ou deux cheminées semblables, de 40 à 50 centimètres d'ouverture au plus, combinées avec les mêmes dimensions de portes et de fenêtres ouvertes, renouvellent plus facilement, plus complètement l'air d'une bergerie, étable, ou d'une écurie, que trois ou quatre fois la même largeur de portes et fenêtres seules, même en les supposant disposées dans les meilleures conditions possibles.

S'il arrive que ces cheminées fonctionnent avec trop d'énergie, on peut modérer leur *tirage* avec la plus grande facilité, soit à l'aide d'une trappe à charnière que l'on ferme plus ou moins, soit en y introduisant une petite botte de paille qui n'en bouche qu'imparfaitement l'ouverture.

On peut, en recouvrant la partie supérieure de ces cheminées au moyen de deux petites planches inclinées en sens inverse, sous forme de mitre, empêcher que la pluie ou la neige puisse s'y introduire. Il est prudent d'éviter de placer les animaux directement au-dessous des cheminées d'aérage.

On peut résumer ainsi les avantages de ces cheminées: *renouvellement plus facile de l'air*, *dégagement des vapeurs et des gaz nuisibles*, *conservation des bois*, *assainissement des greniers et fenils*.

§ 441. — Les écuries seront construites sur un terrain élevé; le sol doit être solide, pavé, légèrement incliné: la pente doit être de trois centimètres par mètre pour l'écoulement des urines... Elles seront le moins humides possible; l'humidité qui règne généralement dans les écuries et dans les étables en général est funeste; elle nuit à la transpiration qu'elle arrête et prédispose aux maladies de la peau, ainsi qu'au rhumatisme, etc.

§ 442. — Les soins de propreté dans les écuries sont des conditions essentielles, mais par trop négligées dans nos campagnes, où l'on a l'habitude, pour s'assurer de meilleurs engrais, de laisser les fumiers longtemps fermenter sous les chevaux, pratique fort préjudiciable à la santé. Enlevez donc, chaque matin, toute la litière convertie en fumier par le contact des urines et des excréments ; et que celle qui n'a pas été mouillée et qui peut encore servir soit relevée sous l'auge. Que le sol soit nettoyé à fond avec un balai. Et retenez bien ce proverbe : « cheval bien étrillé est à demi nourri. »

ASSAINISSEMENT ET DÉSINFECTION.

§ 443. — A la suite d'épizooties épidémiques ou contagieuses, il est nécessaire d'assainir et de désinfecter les écuries, les harnais. On commencera par enlever les fumiers, nettoyer et balayer l'écurie, puis, avec un mélange d'un litre de chlorure d'oxyde de sodium et de douze litres d'eau de rivière, on lavera fortement, au moyen d'une brosse de racine, les *murs*, *mangeoires*, *rateliers et toutes les parties* de l'écurie ; pour les parties élevées, on emploiera des balais trempés dans la même solution. En moyenne, il faut un litre de chlorure pour l'emplacement de deux chevaux. Ce lessivage sera suivi d'un lavage fait à grande eau ordinaire. Si le sol de l'écurie est pavé, ou formé d'un sol dur et uni, le lavage suffira pour la purification ; mais s'il est raboteux, ou présente des cavités, il conviendra de le repiquer et de le battre.

La désinfection opérée, on ouvrira les portes et les fenêtres de l'écurie pour enlever l'humidité, et dès qu'elle ne se fera plus sentir, on pourra, sans crainte, faire habiter l'écurie par des chevaux sains. On assainira, par les mêmes moyens, les vacheries, bergeries, porcheries, etc.

§ 444. — Pour désinfecter les harnais, il faut les démonter : les mors de bride, de filets et de bridons d'abreuvoir, les étriers seront détachés des cuirs. Toutes ces parties, ainsi isolées, seront lavées une à une, avec une brosse en racine fréquemment trempée dans l'eau chlorurée. On brossera avec un soin particulier les parties qui d'ordinaire se trouvent le plus spécialement en contact avec le cheval. Quant aux couvertures, à la bourre et aux crins, on se bornera à les laisser tremper dans le mélange de désinfection. Au fur et à mesure que chaque objet sera lessivé, on le jettera dans un baquet d'eau naturelle, on l'en retirera immédiatement après pour l'étendre et le faire sécher, pendant trois jours. On frottera les différentes pièces des harnais avec de l'huile de pieds de bœuf. L'efficacité de ce procédé de désinfection des harnais résulte d'expériences faites au ministère de la guerre en 1830.

Les *barres*, *cordes*, *coffres* à avoine, *fourches*, *pelles*, *seaux*, *baquets*, *tinettes*, en un mot tous les ustensiles ou effets placés dans les écuries, y compris les lits des domestiques, recevront les mêmes lessivage et lavage.

§ 445.—On peut employer aussi le chlorure de chaux à raison de un kilogramme dans un seau d'eau. On laisse reposer le mélange, comme dans le premier procédé, et lorsque bientôt il est formé un dépôt, on lave ou on asperge avec le liquide clair.

HYGIÈNE DES VACHERIES.

§ 446. — Les *vacheries*, par leur disposition, ont des effets aussi sensibles que les soins et le pansage. Toutes les fois que les vaches sont confinées dans un espace étroit, mal aéré, où l'air est surchargé de miasmes, de principes délétères, on doit les considérer comme malades. Chaque tête de gros bétail doit avoir un espace d'environ 2 m. 70 cent. de longueur sur 1 mètre 30 c. de largeur, en outre du passage. Une bonne étable sera aérée et fraîche en été, et chaude en hiver. Les bêtes bovines préfèrent une chaleur modérée, et même assez basse. La propreté est une condition non moins impérieuse de succès qu'une bonne alimentation et les soins hygiéniques jouent un rôle important dans l'abondance et la qualité du lait. L'insuccès éprouvé par plusieurs agriculteurs, dans leurs tentatives de stabulation, doit être attribué uniquement à l'absence des soins et des précautions nécessaires. Il est donc indispensable, surtout dans les étables où vivent plusieurs animaux, de ne point laisser longtemps séjourner les fumiers, de favoriser l'écoulement des urines. L'humidité qui règne habituellement dans les étables est funeste au bétail; elle nuit à la transpiration, prédispose aux maladies de la peau, au rhumatisme, etc. Il importe donc de renouveler fréquemment l'air, mais sans refroidissement brusque, et de laisser arriver la lumière par des soupiraux et par des fenêtres. La litière doit être abondante dans une vacherie. Ce qui importe, c'est que les excréments soient recouverts d'une certaine quantité de paille, ou autres litières, avant chaque repas; car, lorsque la litière est renouvelée plusieurs fois par jour, les animaux se couchent plus à l'aise pour ruminer, et les excrétions salissent moins la peau et principalement les mamelles.

§ 447. — La propreté est encore une condition essentielle de l'*engraissement* à l'étable. Dans le Limousin et la Vendée, on étrille tous les jours les bœufs qu'on y soumet à l'engrais. Le pansage des vaches s'exécute en les bouchonnant ou en les étrillant avec une brosse de chiendent ou de crin, et en débarrassant la partie postérieure et la queue des matières excrémentielles qui y sont attachées.

HYGIÈNE DES BERGERIES.

§ 448.—La *bergerie* doit être assez vaste pour contenir à l'aise les animaux que l'on veut y renfermer, assez aérée pour que la chaleur ne s'y maintienne pas à un degré trop élevé, et convenablement ventilée pour que les gaz méphitiques ne puissent jamais y séjourner. Pour les moutons en bonne santé, la chaleur est beaucoup plus à craindre que le froid. Les cultivateurs, trop souvent routiniers, par crainte de l'action du froid, entassent leurs bêtes dans des bergeries étroites dont ils bouchent, avec le plus grand soin, toutes les ouvertures, et qu'ils ne curent qu'une fois par an pour en augmenter la chaleur et rendre le fumier plus actif.

Entrez dans ces étables : une vapeur épaisse et humide vous étouffe, des gaz délétères attaquent vos yeux par des picôtements aigüs et vous suffoquent : vous êtes forcé d'aller à la porte chercher l'air qui vous manque. Un homme de bon sens peut-il croire qu'un logement pareil convienne au mouton, cet animal dont le tempérament délicat demande plus qu'aucun autre de l'air pur, doux et sec? Peut-être vaudrait-il mieux ne lui donner aucun abri que de le forcer à vivre dans ce cloaque empesté, au milieu de miasmes putrides, dont l'aspiration suffit pour ruiner la santé. Le mouton s'y trouve en sueur, s'y affaiblit et y prend des maladies ; sa laine y perd sa force. Lorsqu'il sort, l'air du dehors le saisit, arrête subitement la sueur et le met en danger. Des vétérinaires, qui font autorité, professent qu'il ne faut pas attribuer à d'autres causes les rhumes et la morve dont les bêtes blanches sont affectées. La température d'une bergerie doit être à peu près la même que celle du dehors : ce que l'on obtiendra en y laissant abondamment arriver l'air par des ouvertures au niveau du sol, qui, par les courants qu'elles établissent, emporteront les gaz méphitiques qui rendent l'air irrespirable, surtout dans les parties basses des bergeries. C'est ce que font aujourd'hui les cultivateurs instruits qui sont bien convaincus que plus une bergerie a d'ouvertures, plus les moutons s'y maintiennent en bonne santé, pourvu qu'ils soient à l'abri de l'humidité, de la bise et des rayons directs du soleil. Une fois la largeur de chacune des bêtes et deux fois sa longueur sont le moindre espace que l'on puisse accorder.

HYGIÈNE DES PORCHERIES.

§ 449. — L'erreur la plus préjudiciable à l'éducation du *cochon* est de croire que cet animal se plaît dans les ordures. Le porc seul ne dépose jamais volontairement ses excréments sur la litière où il repose. Le mouton, le bœuf, le cheval satisfont leurs besoins où ils se trouvent;

s'ils sont couchés, ils ne se lèvent pas pour fienter et dorment paisiblement sur leurs ordures. Le porc, au contraire, quand il est libre dans sa loge, choisit toujours la place la plus éloignée. L'expérience a démontré qu'il engraissait beaucoup plus rapidement dans une étable curée avec soin que lorsqu'on y laissait longtemps séjourner la même litière sans la renouveler. Car, dans ce dernier cas, au lieu d'y rester constamment couché, il se tient levé une partie du jour, il grogne sans cesse, il s'agite, il ne rentre dans le repos qu'après avoir obtenu une litière nouvelle.

L'intérieur des porcheries doit être construit en pente pour donner aux matières liquides un écoulement vers la cour. Il sera aussi planchéié ou dallé avec soin; le haut sera plafonné ou du moins fermé, afin que la chaleur et le froid ne pénètrent pas trop facilement par la toiture, et ne fassent pas souffrir aux porcs les excès de la température qu'ils redoutent.

HYGIÈNE DES POULAILLERS.

§ 450. — Le renouvellement de l'air dans la demeure des oiseaux de basse-cour est de première nécessité; car tout le monde a remarqué que, lorsqu'ils ont passé la nuit dans des endroits resserrés et malpropres, dès qu'on leur en ouvre la porte, ils se précipitent au dehors avec une vivacité qu'on ne peut expliquer que par le malaise qu'ils éprouvent. Il faut donc les soustraire à l'influence de leur propre infection, en donnant de l'espace à leur logement, en le blanchissant à la chaux, en y brûlant quelquefois une botte de paille, en le nettoyant à fond de temps en temps et en renouvelant fréquemment leur litière. Lorsque malgré toutes ces précautions, le poulailler est devenu trop infect et malsain, qu'il est envahi par des *poux*, il faut le désinfecter au moyen du chlorure de chaux.

Les maladies des volailles sont généralement, comme la plupart de celles des autres animaux, le résultat d'une mauvaise nourriture, de la disette ou de la malpropreté de l'eau, de l'infection des poulaillers; aussi une bonne alimentation, une eau souvent renouvelée, des soins de propreté sont les remèdes les plus convenables.

On a vu, dans une autre partie de ce livre, que les oiseaux de basse-cour peuvent transmettre aux personnes qui les soignent une maladie parasitaire souvent prise pour la *gale*.

DE LA PROPRETÉ.

§ 451. — La propreté est un instinct qui se manifeste chez tous les animaux en état de santé. La vache lèche le veau qui vient de naître ; la jument agit de même avec son poulain ; la brebis avec l'agneau.

Les animaux qui vivent en liberté tiennent leur gîte propre ; ils ne se salissent pas avec leurs déjections, et toute souillure fortuite ils la font disparaître aussitôt. Quant au choix de leur séjour, ils recherchent toujours un endroit propre.

Parmi nos animaux domestiques, ceux qui paissent librement ne se salissent pas comme dans le régime de la stabulation. Tout fourrage malpropre leur répugne, aux uns et aux autres, et les fait maigrir. Enfin, dans la convalescence, le retour à la santé se révèle par le soin que l'animal met à se nettoyer.

La propreté des poils, de la laine, de la peau est un indice de santé, indice qui n'est complet qu'avec une nourriture saine et lorsque l'animal se trouve en plein air, exposé à l'action bienfaisante du vent, du soleil et de la pluie.

Dans l'étable et dans l'écurie, c'est différent; la propreté dépend des soins du propriétaire qui doit renouveler la litière, laver, étriller, brosser l'animal: sans cela il dépérirait. Aussi, une locution proverbiale dit que l'étrille équivaut à une demi-ration.

C'est une mesure d'une haute importance... car de pareils soins débarrassent la peau de tous les corps étrangers qui obstruent les pores; ils provoquent et facilitent la transpiration si utile à la santé, et favorisent l'activité de tous les organes.

§ 452. — Les mauvais traitements infligés aux animaux dénotent toujours un fond de méchanceté chez l'homme, en même temps que l'ignorance de ses propres intérêts. Les animaux qui sont bien élevés, bien soignés se familiarisent de bonne heure avec la volonté de l'homme, qui sait les *assagir*, en développant leur intelligence, de manière à réprimer chez eux les mauvais instincts au profit des bons. On les rend ainsi dociles et on leur donne des habitudes qui permettent de les utiliser plus complètement.

Le cheval aime les caresses de l'homme, il plie et folâtre sous sa volonté. Le bœuf n'est pas moins docile que le cheval; il obéit à la voix. La vache et la chèvre n'abandonnent leur lait qu'en des mains caressantes.

Les animaux domestiques doivent trouver dans l'homme un protecteur et, pour ainsi dire, un tuteur qui veille incessamment aux moyens d'améliorer leur condition, tout en augmentant la somme de leurs produits. N'oublions pas que livré à lui-même, à ses uniques efforts, sans auxiliaires de ses travaux, sans les instruments animés et dociles que la domestication lui a donnés, l'homme serait toujours resté à l'état misérable de faiblesse et d'isolement des peuplades sauvages.

La Société médicale d'Amiens avait décidé qu'elle décernerait, dans sa séance publique annuelle de 1861, une Médaille d'or de la valeur de 200 francs à l'auteur du *meilleur traité élémentaire sur l'hygiène des campagnes*. Elle ajoutait ce nota: *Indiquer les mesures générales qui pourraient être prises dans l'intérêt de cette hygiène par les autorités communales et départementales.*

Seize Mémoires furent adressés, de différents points de la France et même d'Italie, à la Société médicale et celui qui précède obtint son premier prix.

Se borner à susciter et à couronner des travaux de cette nature, dont toute l'utilité est dans la diffusion, eût été s'arrêter loin du but et faire une œuvre incomplète et stérile. Aussi, la Société médicale, à l'aide de fonds mis généreusement à sa disposition par notre éminent préfet, M. Cornuau, allait-elle faire imprimer mon travail et le répandre dans les campagnes, lorsque je crus pouvoir demander que mes droits ne fussent pas totalement oubliés. Ma réclamation écartée, je fais, seul, cette publication reconnue si utile.

Telles sont l'origine et la cause de ce livre.

N'écrivant ni pour les érudits, ni pour les lettrés, les formes et les divisions classiques ne m'ont pas paru de rigueur. Je n'ai pas cité les auteurs que j'ai mis à contribution, parce qu'il suffira aux lecteurs, auxquels ce livre est adressé, d'avoir la certitude que tous les faits et tous les préceptes qu'il contient ont été puisés à des sources authentiques et accréditées.

Dans plusieurs endroits j'ai été long. J'ai pensé que de même que l'estomac du campagnard ne s'accommoderait pas de mets délicats et de friandises, de même son intelligence, trop peu exercée, ne s'assimilerait que bien incomplètement les vérités et les préceptes, en réalité les plus simples, si on les lui présentait sous des formes abstraites, subtiles et trop concises.

J'ai fait à dessein plusieurs omissions. De quelle utilité eussent été, par exemple, des notions d'anatomie (description des organes), de physiologie (description des actes de la vie), des notions sur les facultés intellectuelles, etc.? Scientifiques, elles devenaient inaccessibles à la plupart; superficielles, elles ne donnaient que des idées incomplètes et fausses. Exposer l'hygiène des passions, à des populations paisibles, m'a paru un préservatif, un hors-d'œuvre scabreux.

Puisse le public confirmer le jugement de la Société médicale et sanctionner, par son accueil, la distinction dont elle a honoré ce modeste travail.

ERRATA.

P. I. Aux 2 dernières lignes supprimez : *lui donnant.*

P. 2, ligne 1re. Lisez : *telle* au lieu de *tel.*

P. 8, ligne 8. Lisez : *teiller* au lieu de *tailler.*

P. 17, ligne 18. Lisez : *part* au lieu de *port.*

P. 18, ligne 35. Lisez : *ranimer* au lieu de *ramener.*

P. 19, ligne 13. Lisez : *devenir* au lieu de *devenues.*

P. 20, ligne 28. Lisez : *l'âme* au lieu de *l'aine.*

P. 24, ligne 24. Lisez : elle n'avait *pas* reçu.

P. 44, ligne 10 et 11. Lisez : *prospèrent* et *forment* au lieu de *prospère* et *forme.*

P. 48, ligne 31. Au lieu de : *qui ne s'égoutte que lentement*, lisez après pluie : *et, de plus, ces couvertures ne s'égouttent que lentement et entretiennent l'humidité du sol.*

P. 51, ligne 13. Lisez : *sulfhydrique* au lieu de *sulphydrique.*

P. 52, ligne 16. Même erratum.

P. 55, ligne 4. Lisez : *s'imprègnent* au lieu de *s'impreignent.*

P. 61, ligne 3. Même erratum.

P. 64, ligne 21. Même erratum.

P. 77. La seconde partie du § 189 : *On attribue* etc. doit être placée à la fin du § 188.

P. 96, ligne 11. Lisez : *éléments* au lieu d'*aliments.*

P. 97, ligne 2. Lisez : *antiputrides* au lieu de *antéputrides.*

P. 103, ligne 18. Suppimez l'*y.*

P. 110, ligne 16. Lisez : 15 au lieu de 13.

P. 131, ligne 21. Lisez : *profondément* au lieu de *profond*

P. 140, ligne 4. Supprimez *en.*

P. 151, ligne 13. Lisez : *cachés* au lieu de *cachées.*

TABLE ANALYTIQUE DES MATIÈRES.

BIBLIOTHÈQUE NATIONALE RF IMPRIMÉS

DÉFINITION ET BUT DE L'HYGIÈNE.

Pages.

R.F.

ABBEVILLE. — TYP. P. BRIEZ.

BIBLIOTHEQUE NATIONALE DE FRANCE
3 7531 03987387 3

www.ingramcontent.com/pod-product-compliance
Ingram Content Group UK Ltd.
Pitfield, Milton Keynes, MK11 3LW, UK
UKHW012215240726
13966UKWH00003B/764